Allergische Krankheiten

Asthma bronchiale, Heufieber Urticaria und andere

Von

Professor Dr. W. Storm van Leeuwen

Direktor des Pharmako-therapeutischen Instituts
der Reichsuniversität in Leiden (Holland)

Übersetzt von

Professor Dr. Friedrich Verzár

Zweite umgearbeitete Auflage

Mit 13 Abbildungen

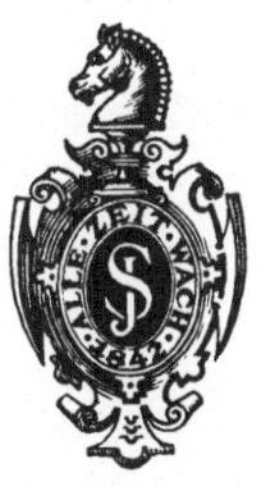

Springer-Verlag Berlin Heidelberg GmbH

1928

ISBN 978-3-662-24581-1 ISBN 978-3-662-26732-5 (eBook)
DOI 10.1007/978-3-662-26732-5

Meinem Freund

Professor Karl Landsteiner

New York

Rockefeller Institut

Vorwort zur ersten Auflage.

Daß Überempfindlichkeit gegen bestimmte Substanzen Krankheitssymptome vom Typus des Asthmas, des Heufiebers, der Urticaria usw. hervorrufen kann, war schon lange bekannt. Es ist aber das unbestreitbare Verdienst einiger amerikanischer Forscher, von denen besonders die Namen von WALKER, COOKE und COCA genannt werden müssen, darauf hingewiesen zu haben, daß diese Fälle von durch Überempfindlichkeit verursachtem Asthma nicht Ausnahmefälle sind, sondern daß diese Krankheit mit einigen anderen zusammen in eine große Gruppe von Krankheiten mit einer eigenen ganz speziellen Ätiologie zu reihen sind. Es sind als Gruppe betrachtet, Überempfindlichkeits- oder allergische Krankheiten. Später hat die Schule von WIDAL in Paris und besonders die von FRUGONI in Florenz beträchtlich an der Ausarbeitung der neuen Idee mitgeholfen.

Verfassers Aufmerksamkeit wurde auf diese Frage zuerst während eines Besuches in Amerika gerichtet, wo WALKER die Freundlichkeit hatte, ihm seine Untersuchungsmethode zu zeigen. Bei Nachprüfung an eigenem Material in Leiden konnte er WALKERS Angaben im Prinzip bestätigen. Beim weiteren Ausarbeiten aber wurde Verfasser immer mehr von der ursprünglichen Auffassung über die Ätiologie des Asthmas weggedrängt, so daß er schließlich einen Standpunkt einzunehmen hatte, der von dem der amerikanischen Forscher erheblich abwich.

Der wesentliche Unterschied zwischen der ursprünglichen Auffassung der Amerikaner und derjenigen des Verfassers liegt darin, daß Verfasser zwar annimmt, daß Asthma, Urticaria, viele Fälle von Ekzem, Migräne usw. als allergische Krankheiten aufzufassen sind, daß aber die ätiologischen Faktoren in der großen Mehrzahl der Fälle nicht die von den Amerikanern angenommenen, sondern die Klima-Allergene sind, welche neben Nahrungsfaktoren (und auch von diesen besonders den weniger spezifischen) die Hauptrolle spielen. Die allergischen Krankheiten sind in erster Linie Klimakrankheiten und bei der Therapie muß dieser Faktor vor allen andern berücksichtigt werden.

Der Verfasser legt Wert darauf, deutlich hervorzuheben, daß er nicht der Ansicht ist, daß mit der Indentifizierung des Asthmas als Klimakrankheit — selbst wenn es gelingen würde, alle Klima-Allergene kennenzulernen — die Asthmafrage gelöst sei. Die Therapie aber wird durch die Anerkennung der Klimaeinflüsse ganz erheblich gefördert werden; die Frage nach dem Mechanismus, die Frage, warum ist A allergisch und B nicht, bleibt dabei noch ungelöst.

Es ist ein allgemeiner Faktor gefunden, der für die ganze Gruppe von Krankheiten von der größten Bedeutung ist. Damit sind andere bekannte Faktoren, wie psychische Beeinflussung, reflektorische und infektiöse Einflüsse u. a. nicht verdrängt und noch weniger wird damit der Einfluß des sympathischen Nervensystems auf diese Krankheiten geleugnet. Der Klimafaktor erklärt nicht alles und es wird so bleiben, daß bei jedem einzelnen Fall von Asthma der Kliniker auf das genaueste überlegen muß, welcher Faktor in dem Falle im Spiele ist.

Aber eines ist sicher. Der Klimafaktor ist neben unspezifischen Nahrungseinflüssen der Hauptfaktor bei ca. 90 v. H. der Fälle von Asthma und ähnlichen Krankheiten. Wer also die Asthmafrage lösen will, wird nicht umhin können, diesen so wichtigen Faktor in den Kreis seiner Überlegungen zu ziehen.

Deshalb schien es mir wichtig, das bis jetzt über das Asthma als allergische Erkrankung Bekannte in einer kurzen Monographie zusammenzufassen. Es muß dabei besonders bemerkt werden, daß diese Zusammenstellung nur einen vorläufigen Charakter haben kann. Die Lehre der allergischen Krankheiten ist jung, fast täglich werden neue Tatsachen bekannt, vieles ist noch im Schwanken begriffen. Diese Monographie gibt den Stand der Frage, soweit der Verfasser sie im Juli 1925 übersehen konnte. Was seitdem erschienen ist, (u. a. auch wichtige Untersuchungen über die Bedeutung von Aspergillus-Arten als Klima-Allergene aus Verfassers Institut) konnte nicht mehr ausführlich berücksichtigt werden. —

Meinem Freunde, Professor F. Verzár bin ich zu großem Dank verpflichtet für die große Freundlichkeit, die mühevolle Arbeit des Übersetzens übernommen zu haben.

Ich empfinde es als eine angenehme Pflicht zu erwähnen, daß, obwohl diese Monographie unter meinem Namen erscheint, meine Mitarbeiter einen sehr großen Anteil an der Bearbeitung der erwähnten Untersuchungen gehabt haben. Ich will besonders meinen Assistenten und ehemaligen Assistenten, den Herren Priv.-Doz. Dr. Z. Bien, Dr. W. Kremer, Dr. H. Varekamp Niekerk, Dr. chem. Nijk, Ingenieur W. Einthoven jr. und Frl. Germ auch an dieser Stelle meinen aufrichtigen Dank aussprechen.

Leiden, im November 1925. W. Storm van Leeuwen

Vorwort zur zweiten Auflage.

Zwei Jahre nach der Fertigstellung des Manuskriptes der ersten Auflage wurde das Manuskript der zweiten Auflage beendet. Es sind in diesen zwei Jahren mehrere Bücher und eine sehr große Anzahl Arbeiten über die Allergie erschienen. Der Verfasser hat ebensowenig wie in der ersten Auflage versucht, eine vollständige Bearbeitung der Weltliteratur zu geben. Denn erstens würde das dem Charakter des Buches — das besonders die eigenen Ansichten und Erfahrungen des Verfassers bringen will — nicht entsprechen und zweitens wäre das eine Wiederholung von Sachen, die schon in ausgezeichneter Weise in anderen Büchern gebracht worden sind und deshalb in der Literaturangabe besonders erwähnt sind.

Leiden, im Februar 1928. W. STORM VAN LEEUWEN

Inhaltsverzeichnis.

Einleitung.

Der Begriff „Allergie“ wurde von v. PIRQUET eingeführt, um damit einen Zustand von erhöhter Empfindlichkeit gegenüber Tuberkulin zu bezeichnen, der durch eine gewisse Änderung, die im postuterinen Leben den Körper traf — d. h. die tuberkulöse Infektion —, hervorgerufen wird.

Amerikanische Autoren haben dann den Begriff Allergie erweitert und auf eine große Gruppe von Krankheiten ausgedehnt, die man jetzt allergische Krankheiten nennt.

Es wäre vielleicht gegen den Namen „allergische Krankheit“ einiges einzuwenden. Er hat sich aber eingebürgert und das Einführen eines anderen Namen würde — wie ich glaube — nur dazu führen, Verwirrung zu stiften.

Unter allergischen Krankheiten sind im folgenden solche Krankheiten zu verstehen, deren Symptome durch bestimmte, von außen einwirkende — also exogene — Substanzen hervorgerufen werden, die als charakteristisches Merkmal aufweisen, daß sie nur bei bestimmten, sensibilisierten Individuen als Krankheitserreger wirken und bei normalen Personen gar keine, oder jedenfalls ganz andere Symptome hervorrufen.

Die Sensibilisierung gegenüber den genannten Substanzen, die wir Allergene nennen, tritt meistens nur bei besonders dazu disponierten Personen auf, kann aber auch bei sonst normalen Menschen vorkommen. Der Sensibilisierung geht meistens ein wiederholter Kontakt mit dem Allergen voraus, sie kann aber auch angeboren oder auf unbekannte Weise im späteren Leben erworben sein.

Wir haben bei den allergischen Krankheiten also eine exogene Krankheitsursache, die bei — meistens auf dem Boden einer vererbten Disposition — sensibilisierten Menschen einwirkt und bei Normalen unschädlich ist.

Zu den allergischen Krankheiten gehört das Heufieber, die meisten Fälle des Bronchialasthmas, viele Fälle von Urticaria, Ekzem, QUINCKES Ödem, bestimmte Fälle von Migräne und Menièrischer Krankheit und wahrscheinlich auch die Gicht und manche Fälle von Epilepsie.

Es wird zweckmäßig sein, der Beschreibung dieser Krankheiten eine allgemeine Besprechung über die Erscheinungen der Überempfindlichkeit vorangehen zu lassen, wobei folgende Fälle zu unterscheiden sind.

I. Die Erscheinungen der Überempfindlichkeit.

a) Überempfindlichkeit gegenüber Arzneimitteln.

Jeder Arzt weiß, daß Arzneimittel, auch wenn gleiche Quantitäten benutzt werden, nicht gleich stark auf alle Patienten wirken. Die Empfindlichkeit der Patienten wechselt von Fall zu Fall. Ehe wir jedoch diesen Punkt besprechen, werden wir zwei verschiedene Arten der Überempfindlichkeit scharf trennen müssen.

Es gibt zahlreiche Fälle, in welchen ein Arzneimittel eine stärkere Wirkung ausübt, als man auf Grund der Erfahrungen mit demselben Arzneimittel in anderen Fällen erwarten würde, wobei aber die Symptome jenen ähnlich sind, die sonst bei normalen Menschen durch eine Überdosierung des gleichen Arzneimittels verursacht werden. Man könnte diese Fälle als rein quantitative Überempfindlichkeit bezeichnen. Manche Menschen mögen viel empfindlicher sein gegenüber Alkohol oder Nicotin als andere; aber beide werden nach Aufnahme einer genügend großen Menge mit genau denselben Erscheinungen reagieren, nämlich mit Trunkenheit, wenn sie zuviel Alkohol, mit Mattigkeit, Kopfschmerz und Brechreiz, wenn sie zuviel Nicotin genommen haben. Ähnliche quantitative Unterschiede in der Wirkung findet man bei vielen Arzneimitteln, sogar bei den lipoidlöslichen Narkotica, die sich sonst durch die Konstanz ihrer Wirkung auszeichnen (STORM VAN LEEUWEN [3], MAGOS). Noch viel häufiger zeigen Alkaloide und Kohlenteerprodukte quantitativ verschiedene Wirkung. Eines der bekanntesten Beispiele hierfür ist das Cocain. Man kann gewöhnlich einem Menschen 50 mg ohne jede Gefahr injizieren; es ist jedoch vorgekommen, daß die subcutane Injektion einer Lösung, die mehr als 1 g Cocain enthielt, ohne besondere Symptome etragen wurde; andererseits sind aber auch Fälle bekannt geworden, in welchen 16, 40 oder 60 mg Cocain den Tod anscheinend normaler Personen verursacht haben. (Solche Fälle wurden von HATCHER und EGGLESTON gesammelt.) Ähnliche Unterschiede in der Wirkung sind auch für Novocain und andere Arzneimittel beschrieben. Für alle diese Fälle ist charakteristisch, daß die gegen diese Substanzen überempfindliche Person unter genau denselben Erscheinungen stirbt, die jeder andere Mensch zeigen würde, der eine Letaldosis desselben Arzneimittels erhalten würde.

Die Ursache dieser Unterschiede in der Empfindlichkeit ist nicht genau bekannt. Aber es sind doch einige Untersuchungen ausgeführt worden, die diese Frage erörtern. Ich verweise auf die Versuche von REID HUNT (1, 2, 3) und seinen Mitarbeitern, über die Widerstandsfähigkeit von Mäusen gegenüber Acetonitril und die Untersuchungen über den Einfluß der Ernährung auf die Empfindlichkeit von Tieren gegenüber Arzneimitteln, welche von MANSFELD, ELLINGER, SALANT und BENGIS,

HOOPER, KOLLS und WRIGHT usw. durchgeführt wurden. Kürzlich hat auch der Verfasser auf eine Reihe von Faktoren hingewiesen, welche die Empfindlichkeit von Tieren gegenüber Arzneimitteln beeinflussen können (2).

Vollständig verschieden von diesen Fällen einer quantitativen Überempfindlichkeit sind jene Fälle, in welchen bei Menschen durch Einführung einer kleinen Menge eines Arzneimittels eine Reihe von Symptomen entsteht, die von den Erscheinungen, welche dieses Arzneimittel bei normalen Menschen hervorruft, ganz abweichen. Die erwähnten Symptome können leicht sein und dann in Urticaria, Ekzem oder anderen Hauterkrankungen, oder in Rhinorrhöe, Conjunctivitis bestehen. Treten die Symptome bedeutend schwerer auf, so sind sie oft von hämoklastischem Schock begleitet, zeigen sich als Bronchialasthma oder als Diarrhöe und können manchmal einen Kollaps und selbst den Tod zur Folge haben. Diese Erscheinungen können bei scheinbar vollständig normalen Personen nach der Zufuhr von kleinen Quantitäten von Arzneimitteln, die vollständig ungefährlich für andere Menschen sind, eintreten. Sie können sich bei der ersten Gelegenheit, bei der der Patient dieses bestimmte Arzneimittel einnimmt, zeigen, oder aber sie treten plötzlich bei einer Person auf, die dieselbe Arznei schon seit Jahren ohne irgendwelche unangenehmen Nebenwirkungen gebraucht. Es kommt häufig vor, daß solche Personen, die von einer Arzneimittelüberempfindlichkeit befallen werden, schon vorher an einer anderen allergischen Krankheit litten. Wir sahen unter 800 Asthmapatienten mehr als 5% Fälle von Überempfindlichkeit gegenüber Aspirin und bei allen diesen Personen war das Hauptsymptom der Überempfindlichkeit ein schwerer Asthmaanfall (7). Sehr oft wird beobachtet, daß ein nur an Arzneiidiosynkrasie leidender Patient zu einer Familie gehört, in welcher andere allergische Krankheiten oder Idiosynkrasien vorkommen.

Die wichtigsten Arzneimittel, die gelegentlich Idiosynkrasiesymptome hervorrufen, sind Antipyrin, Salicylsäure, Chinin, Veronal, Luminal, Salvarsan, Paraphenylendiaminderivate, Borsäure, Jod und Bromsalze, Quecksilbersalze, Arsen, Strychnin usw. Die Natur der Erscheinungen der Überempfindlichkeit scheint manchmal von dem Arzneimittel abzuhängen; so hat z. B. Antipyrin gewöhnlich eine ziemlich schwere Form des Ekzems, besonders in der genitalen Region, zur Folge.

Häufig ist auch die Art der Symptome ein kongenital bedingter Faktor. So wird z. B. ein an Asthma Leidender gewöhnlich einen Asthmaanfall als Folge einer Arzneiidiosynkrasie bekommen (die Fälle von Überempfindlichkeit gegenüber Aspirin bei Asthmapatienten siehe später); Epileptiker zeigen einen epileptischen Anfall als Idiosynkrasiesymptom usw. In solchen Fällen gewinnt man den Eindruck, daß das Arzneimittel selbst nicht eigentlich der schädigende Faktor ist, sondern daß es einfach eine allergische Reaktion verstärkt, die ohnehin im Körper vor sich geht oder latent ist. Wir haben unlängst einige Gesichtspunkte angegeben, welche diese Annahme wahrscheinlich machen und konnten zeigen, daß in vitro bei der Wirkung auf überlebende isolierte Organe jene Arzneimittel, welche Überempfindlichkeitserscheinungen bei Menschen hervorzurufen vermögen, in minimalen Quantitäten die Wirkung von anderen Arzneimitteln verstärken können (4). Wir zeigten auch, daß das Blut von Patienten mit allergischen Krankheiten weniger fähig ist, Alkaloide (2) oder Substanzen wie Salicylsäure (11) zu binden, als das normale Blut. Keller hat in der Klinik von Rost letzteres vollständig bestätigen können. Im Körper von überempfindlichen Personen werden wahrscheinlich gewisse Arzneimittel häufig in „freiem" Zustande vorhanden sein, die deshalb fähig sein werden, einen verstärkenden Einfluß auf andere Reaktionen im Körper, z. B. auf allergische Reaktionen auszuüben.

Merkwürdig sind drei von uns beobachtete Fälle von schwerem Asthma, wo nach Einnahme von 0,5 g Aspirin wegen Kopfschmerzen bei Personen, die vorher nie an Asthma gelitten und auch keine hereditäre Disposition hatten, nicht nur ein schwerer asthmatischer Anfall auftrat, sondern ein Zustand von dauernden asthmatischen Beschwerden sich entwickelte. Dieser Zustand hatte in einem Falle 10 Jahre, im anderen schon 2 Jahre angedauert. Eine Ursache für diese Asthmaanfälle war nicht zu finden. Eine Erklärung für diese Fälle fehlt.

Eine ausführliche Behandlung der Literatur über die Frage der Überempfindlichkeit gegenüber Arzneimitteln findet man u. a. in den Arbeiten von Doerr (1) und Coca (1, 2).

b) Überempfindlichkeit gegenüber Pollenarten.

Blackley zeigte 1873, daß Heufieberanfälle durch die Gegenwart von gewissen Arten von Pollenkörnern in der Luft verursacht werden, die einen Anfall von Rhinitis oder Conjunctivitis oder Nießen auslösen, wenn sie bei gewissen Personen mit der Schleimhaut der Nase oder der Conjunctiva in Berührung kommen. Blackley hat ebenfalls schon bemerkt, daß nicht nur die Schleimhäute der Heufieberpatienten, sondern auch ihre Haut gegenüber Pollen empfindlich ist. Diese Entdeckung von Blackley, die später von Dunbar und Prausnitz und anderen erweitert wurde, hat in den folgenden Jahren eine große Bedeutung gewonnen, indem sie die Basis zu allen späteren Arbeiten über Überempfindlichkeitskrankheiten geworden ist. Neue Bahnen für das Studium dieser Krankheiten wurden geöffnet als man anfing, sie in Beziehung zu der Anaphylaxie zu bringen. Wolff-Eisner, sowie Schittenhelm und Weichard waren die ersten, die die Aufmerksamkeit auf die Ähnlichkeit zwischen Heufieber und anaphylaktischem Schock lenkten.

Man könnte annehmen, daß Heufieberpatienten sich erst durch wiederholten Kontakt mit bestimmten Pollen sensibilisiert haben und später die Symptome des Heufiebers zeigen, sobald dasselbe Pollen mit den Schleimhäuten von Nase und Mund in Berührung kommt. Unklar bleibt dabei vorläufig noch, warum nur wenige Personen durch Kontakt mit Pollen sich sensibilisieren und die meisten Menschen frei bleiben. Man weiß nur, daß hereditäre Momente dabei eine Rolle spielen. Das heißt nicht, daß in der Ascendenz von Heufieberpatienten immer auch Heufieberpatienten zu finden sind; aber die Disposition für eine allergische Krankheit ist es, die ererbt wird. Unter 504 Allergischen, die COOKE und VAN DER VEER beobachtet haben, wiesen 48,4% allergische Vorfahren auf. Bei den Fällen, die in dem Institut des Verfassers untersucht wurden, gaben etwa 50% hereditäre Momente an. Gegen die Auffassung, daß Sensibilisierung durch wiederholte Berührung mit Pollen zustande kommen könnte, schien die Tatsache zu sprechen, daß oft Überempfindlichkeit gegenüber nur einer Pollenart vorkommen sollte, während doch meistens viele verschiedene Pollen gleichzeitig in der Luft vorhanden sind. Die Mitteilung aber über das Vorkommen von Überempfindlichkeit gegenüber nur einer Pollenart stammt von COOKE und VAN DER VEER (5), die 530 Heufieberpatienten in dieser Richtung sehr genau untersucht haben, wobei mehr als die Hälfte nur gegenüber einer Pollenart überempfindlich war. In Amerika kommt aber sehr oft Überempfindlichkeit gegenüber Ambrosiaarten (ragweed) vor und weil diese Pflanze als Unkraut in Gegenden (oder in großen Städten wie Chicago) wächst, wo nur wenig Gras vorhanden ist, so wäre eine einseitige Sensibilisierung dort nicht unverständlich.

Verfasser hat in Holland bei den Sommerheufieberfällen nie Überempfindlichkeit gegenüber nur einer Gräserpollensorte gefunden; stets liegt Sensibilisierung gegenüber einer ganzen Reihe von Gräsern vor. Gegenüber Pollenstaub von Blumen (z. B. Hyazinthen) kommt allerdings einseitige Sensibilisierung vor und das ist auch begreiflich.

c) Überempfindlichkeit gegenüber Produkten der tierischen Haut.

Der erste Fall von Überempfindlichkeit gegenüber Produkten der tierischen Haut wurde 1865 von dem Engländer HYDE SALTER beschrieben, der selbst überempfindlich gegenüber Katzenhaut war. Wenn eine Katze ihn auch nur leicht kratzte, entstand eine urticariaähnliche Quaddel (cutane Hautreaktion) und wenn er mit dem Finger eine Katzenhaut berührte und die Fingerspitze ins Auge brachte, entstand Rötung und Jucken der Conjunctiva.

Diese Beobachtung von SALTER wurde von seinen Zeitgenossen leider nicht auf den richtigen Wert geschätzt und vergessen. Viele Jahre später

(1909) kam der Norwege DE BESCHE mit einer ähnlichen Mitteilung, die aber dann — weil sie nach RICHETS Entdeckung der Anaphylaxie (1902) fiel — richtiger gedeutet werden konnte und allgemeines Interesse hervorrief. In seiner ersten Arbeit beschrieb DE BESCHE, der selber an Pferdeasthma litt, seine persönlichen Erfahrungen (1). Er beobachtete, daß regelmäßig ein Asthmaanfall auftrat, wenn er in einen Pferdestall eintrat. Eine subcutane Injektion von wenigen Kubikzentimeter Pferdeserum hatte einen schweren Asthmaanfall zur Folge; hierauf folgte eine Periode von verminderter Empfindlichkeit gegenüber Ausdünstungen von Pferden. Später sammelte er 14 ähnliche Fälle von Pferdeasthma (2). Eine Anzahl derartiger Fälle sind auch von anderer Seite veröffentlicht worden. Aber erst in den letzten Jahren ist die Bedeutung dieser Beobachtung in Verbindung mit der Ätiologie des Bronchialasthmas und anderer allergischer Krankheiten richtig erfaßt worden, besonders durch die Arbeiten von CHANDLER WALKER, COCA, COOKE in Amerika, von WIDAL und seiner Schule in Frankreich, und von FRUGONI und ANCONA in Italien.

Es wird jetzt allgemein zugegeben, daß gewisse Asthmaanfälle durch Einatmung von Pferdeschuppen, von Hunde-, Katzen- und Kaninchenhaar, von Federn usw. verursacht werden. In der französischen Literatur ist der Fall eines Schafhändlers beschrieben worden, der durch die Ausdünstung von Schafen sensibilisiert wurde und dann Asthmaanfälle bekam, so oft er sich in der Nähe von Schafen aufhielt, trotzdem er seine Beschäftigung 20 Jahre lang betrieben hatte, ohne daß sie ihn jemals gestört hatte.

Letzterer Fall hat nur casuistische Bedeutung; die Überempfindlichkeit gegenüber den anderen Tierarten kommt aber ziemlich oft vor. Nach unserer Erfahrung sind etwa 5% unserer Asthmafälle gegenüber solchen Produkten empfindlich, und zwar spielt die Überempfindlichkeit gegenüber Pferden und Katzen die wichtigste Rolle; Überempfindlichkeit gegenüber Hundehaaren ist selten. In anderen Ländern — wo relativ weniger Klimafälle vorkommen — ist die Zahl der Tierhaarallergiker relativ größer. FRUGONI findet mit der Hautreaktion in 12% seiner Asthmafälle Tierhaarallergie; nur in 6,5% aber läßt sich die Allergie klinisch bestätigen.

Wiewohl also die Tierhaarallergie relativ nicht häufig ist, verdient sie sehr unsere Beachtung, weil erstens in solchen Fällen die Diagnose schnell und in einfacher Weise gestellt werden kann und zweitens weil in den Fällen, wo diese Art Überempfindlichkeit vorkommt, sie von ungeheurer Bedeutung für die Gesundheit und das Schicksal der Patienten ist. Merkwürdigerweise sind die Patienten sich einer Überempfindlichkeit gegenüber Produkten der Pferdehaut oft nicht und gegenüber Produkten der Katzenhaut fast nie bewußt.

Die Wichtigkeit einer genauen Diagnosestellung in solchen Fällen ergibt sich aus folgendem Beispiel:

Eine Frau von 26 Jahren kommt zur Konsultation mit folgender Anamnese: Sie hat als Kind Milchschorf gehabt und vom 3. bis zum 20. Jahr immer an Asthma und Ekzem gelitten, war manchmal Monate lang im Bett und konnte die Schule nur sehr unregelmäßig besuchen. Während einer Periode relativen Wohlbefindens gelang es ihr, als Pflegerin in einem Krankenhaus aufgenommen zu werden. Sie war dann vollkommen frei von Asthma und Ekzem. Nach 3 Jahren bekam sie ein Sublimatekzem und wurde vom Arzt auf Urlaub nach Hause geschickt. Asthma und Ekzem setzten sofort wieder ein und die Patientin blieb 3 Jahre krank. Dann heiratete sie und war während einem halben Jahr asthmafrei, darauf folgten wieder drei Jahre mit Asthma und Ekzem.

Bei der Untersuchung zeigte sich eine positive Hautreaktion auf Schimmelpilze und eine starke Hautreaktion auf Katzenhaar. Wir konnten ihr dann sagen, daß im Hause ihrer Eltern stets eine Katze gewesen sein mußte, daß im Krankenhaus keine Katzen waren, daß sie während des ersten halben Jahres der Heirat keine Katze gehabt hatte und dann wieder eine genommen hatte. Sie konnte die Richtigkeit dieser Voraussetzungen bestätigen: die Katze wurde aus dem Hause entfernt und die Frau war von ihrem Asthma und Ekzem befreit. Einige kleine Reste von asthmaähnlichen Erscheinungen, die auf ihre Überempfindlichkeit gegen Klimaallergene zurückzuführen waren, blieben noch und verschwanden nach antiallergischer Behandlung.

Ähnliche Fälle kommen mehr vor als man vermuten würde. Die mittels der Hautreaktion gestellte Diagnose eröffnet die Möglichkeit zu einer äußerst wirkungsvollen Therapie: der Vermeidung der Allergene.

Es muß erwähnt werden, daß allergische Symptome bei Allergikern nicht nur durch die Inhalation der „tierischen Proteine" hervorgerufen werden können, sondern auch dadurch, daß die Proteine mit der Haut des Patienten in Berührung kommen. In diesem Zusammenhang mag ein Fall von Markley erwähnt werden: Eine Frau erkrankte an einer Hautaffektion am Hals und an den Schultern, die jeder Behandlung trotzte. Es wurde festgestellt, daß sie zu Hause ein Meerschweinchen in einem Käfig hielt; wenn sie den Käfig putzte, so erlaubte sie dem Tier, um ihren nackten Hals herum zu laufen. Diejenigen Teile ihrer Haut, die auf diese Weise in häufigen Kontakt mit den Produkten von Meerschweinchenhaut und -haar gekommen waren, waren überempfindlich gegen diese Produkte. Die Haut von anderen Körperteilen war nicht empfindlich gegenüber dem Haar von Meerschweinchen. Nachdem das Tier entfernt war, verschwand die Hautaffektion.

Die Natur der Allergene, welche für die Überempfindlichkeit gegenüber Produkten der tierischen Haut verantwortlich sind, ist unbekannt.

Es sind sehr wahrscheinlich keine Eiweißprodukte, so daß die frühere Bezeichnung „tierische Proteine“ besser zu vermeiden ist. Ob die Allergene nur Ausscheidungsprodukte der Haut sind (eventuell hervorgerufen durch auf der Haut vorhandene Mikroorganismen) oder wirkliche Zellbestandteile der Haut darstellen, ist unbekannt. Sicher ist, daß bei Allergie gegenüber den Produkten der Pferdehaut meistens auch Überempfindlichkeit gegenüber Pferdeserum besteht.

Obwohl die hier in Betracht kommenden Allergene vermutlich nicht Produkte der Haare des Tieres sind, wird gewohnheitshalber im folgenden der übliche Ausdruck „Tierhaarallergene“ oft gebraucht, gemeint wird damit: Allergene unbekannter Natur, die in wässerige Auszüge von Haaren und Hautschuppen vom Tier übergehen.

Über die Beziehung zwischen Tierhaarallergie und Anaphylaxie ist ähnliches zu sagen wie beim Heufieber. Wir kommen auf diese Frage noch zurück.

d) Überempfindlichkeit gegenüber Nahrungsmitteln[1].

Die Empfindlichkeit gegenüber Nahrungsmitteln ist die am längsten bekannte Form der Allergie und auch Laien wissen, daß der Genuß von Erdbeeren, Krabben, verschiedenen Fischen und Eiern gelegentlich bei gewissen Personen unangenehme und manchmal auch gefährliche Symptome verursacht, während andere Personen große Quantitäten von diesen Substanzen essen können, ohne eine Wirkung zu bemerken. Im Zusammenhang mit dem Verbot des hebräischen Glaubens, Schweinefleisch zu essen, ist es interessant, daß dieses Fleisch mehr als jedes andere, allergische Symptome zu verursachen scheint. Die allergischen Symptome, welche bei manchen Individuen durch diese Nahrungsmittel entstehen, können in gastro-intestinalen Erscheinungen (Erbrechen, Diarrhöe) oder auch in Hauteruptionen (meistens Urticaria) oder in Erscheinungen der Respirationswege (Bronchialasthma, Rhinorrhöe, Conjunctivitis, Niesen) bestehen.

Außer den erwähnten Nahrungsmitteln gibt es noch eine große Menge von anderen Substanzen, welche solche allergische Symptome hervorrufen können. Zu ihnen gehört die Milch von verschiedenen Tieren, Bohnen, verschiedenes Obst (z. B. Äpfel), auch verschiedene Cerealien: Weizen, Hafer usw. Mitunter ist die Überempfindlichkeit streng spezifisch. Es sind Fälle bekannt, in welchen nur die Eier von Enten und gar keine anderen Eier, noch irgendwelche anderen Nahrungsmittel allergische Symptome verursacht hatten. Es gibt Kinder, die nur gegenüber Kuhmilch sensibilisiert sind usw. Aber andererseits sind auch viele

[1] Vgl. auch W. Storm van Leeuwen: Die Beziehungen der Allergie zum Magen-Darmtractus. Verhandl. des Kongresses für Verdauungs- u. Stoffwechselkrankh. Berlin 1926.

Fälle bekannt, in welchen eine mehrfache Sensibilisierung gegenüber verschiedenen Nahrungsmitteln vorkommt. Nach unseren Erfahrungen sind die letzteren Fälle viel häufiger als jene, in welchen nur Überempfindlichkeit gegenüber einer einzigen Substanz besteht. Wir hatten Gelegenheit, einen Fall zu studieren, in welchem bei einem dreijährigen Kind eine Überempfindlichkeit gegen Eier bestand. Die Aufnahme von nur 20 mg Eigelb verursachte Erbrechen und asthmatische Anfälle, aber dieses Kind war auch überempfindlich — allerdings in geringerem Grade — gegenüber Eiereiweiß, gegenüber Milch und einigen anderen Nahrungsmitteln. 1924 haben wir einen Fall von Überempfindlichkeit gegenüber mindestens zehn verschiedenen Nahrungsmitteln beschrieben. Diese Frau von etwa 40 Jahren war überempfindlich gegen Erdbeeren, andere rote, schwarze und weiße Beeren, Spinat, einige andere Gemüse, Champagner usw., dagegen nicht gegen roten Bordeaux und Rheinwein (9).

Im Zusammenhang mit der in dem zuletzt beschriebenen Fall vorhandenen isolierten Überempfindlichkeit gegenüber nur einer Weinsorte — die sich übrigens durch die Hautreaktion bestätigen ließ — sei eine interessante Beobachtung von WIDAL mitgeteilt. Ausgehend von der alten klinischen Beobachtung, daß Gichtleidende keinen Burgunder vertragen können, hat WIDAL bei einer Reihe von Gichtkranken Hautreaktionen mit verschiedenen Weinsorten ausgeführt und fand in der Tat, daß die meisten Weinsorten (u. a. der schon klinisch als unschädlich angesehene rote Bordeaux) negative Reaktionen gaben, einige aber, worunter besonders stark der Burgunder hervortrat, reagierten stark positiv.

Bei Asthmatikern findet man ziemlich häufig, daß sie Milch, Butter und Käse, manchmal auch Eier nicht vertragen. Außerdem haben wir bemerkt, daß eine gewisse Anzahl von Asthmatikern (etwa 10% aller Fälle) mehr oder weniger intolerant sind gegenüber nahezu allen Nahrungsmitteln. Sie sind nur dann frei von allen asthmatischen Zeichen, wenn sie 2 Tage gehungert haben; sobald sie wieder mit dem Essen beginnen, erscheinen nach etwa 8 Stunden die asthmatischen Beschwerden wieder, und trotzdem ihnen gewisse Substanzen viel schädlicher sind als andere, ruft doch jedes Nahrungsmittel diese Symptome hervor. Die Tatsache, daß etwa 8 Stunden bis zum Beginn der Symptome verstreichen, zeigt, daß nicht die Nahrungsmittel selbst, sondern gewisse Stoffwechselprodukte die Ursache der Anfälle sein dürften.

Daß Nahrungsstoffe gelegentlich nicht vertragen werden, ist eine altbekannte Tatsache und ist besonders von den Kinderärzten (CZERNY, FEER und anderen) als die Ursache vieler Kinder- und Säuglingskrankheiten erkannt worden. Diese Frage hat aber erst seit der Aufstellung des Begriffes der Anaphylaxie durch RICHET (1902) erneutes Interesse bekommen. Soweit mir bekannt ist, war es HUTINEL, der zuerst die Aufmerksamkeit auf den Zusammenhang zwischen Nichtvertragen von Nahrungsmitteln und Anaphylaxie gelenkt hat, und seit seiner Arbeit ist diese Frage von vielen anderen eingehend studiert worden. Vor einigen Jahren haben LAROCHE, RICHET und ST. GIRONS eine interessante Monographie über die alimentäre Anaphylaxie geschrieben, in welcher auch zahlreiche Fälle aus der älteren Literatur zitiert sind. Sie unterscheiden eine „große" alimentäre Anaphylaxie, eine „kleine" alimentäre Anaphylaxie und die mehr chronischen Fälle der Anaphylaxie. Bei der großen Anaphylaxie sind die Überempfindlichkeitssymptome sehr schwer; in manchen Fällen trat der Tod von Säuglingen und selbst von Erwachsenen nach der Einnahme von ganz kleinen Quantitäten von Eiern, Milch und anderen Nahrungsmitteln ein. Die „kleine" Anaphylaxie ist häufiger und ihre Symptome sind weniger gefährlich; sie besteht aus einer Conjunctivitis, Ekzem, Darmstörungen, Rhinorrhea und Asthmaanfällen oder Migräne. Zu dieser Gruppe gehören die Fälle von PAGNIEZ und NAST (1), in denen Migräne nur nach dem Essen von Schokolade auftrat, oder von PAGNIEZ, PASTEUR VALLERY RADOT und HAGENAU (2, 3); dort trat Asthma und Urticaria nur nach dem Essen von rohem Eiweiß auf, während gekochtes Eiweiß und Eigelb unschädlich waren. Hierher gehören ferner die Fälle von LAROCHE, RICHET und ST. GIRONS, in denen das Trinken von Kuhmilch, nicht aber das Trinken der Milch von anderen Tieren Darmstörungen verursachte. Es muß noch einmal bemerkt werden, daß ähnliche Fälle wie die erwähnten zweifellos vorkommen; aber im allgemeinen sind sie doch selten. Es gibt eine große Anzahl von Patienten, die Symptome der Überempfindlichkeit gegenüber Nahrungsmitteln zeigen; aber fast immer ist die Ursache eine oder mehrere Gruppen von Nahrungsstoffen und nicht nur eine einzige Substanz.

Unter jenen Substanzen, die von Asthmatikern im allgemeinen schlecht vertragen werden, spielen jene Nahrungsmittel eine wichtige Rolle, welche Harnsäureverbindungen enthalten, also Fleisch, Fisch, Bohnen und Erbsen. Manchmal verursacht das Essen von einer ganz bestimmten Art von Fleisch momentan einen allergischen Anfall, als Zeichen der Überempfindlichkeit. In den jetzt zu besprechenden Fällen scheinen alle Harnsäurebildner, wie Fleisch, Fisch usw. zu schaden, sie scheinen die Empfindlichkeit der allergischen Person zu erhöhen. Die Ergebnisse der Untersuchungen von DE KLEYN und dem Verfasser (1, 2), welche mit den früheren Versuchen von LINDEMANN übereinstimmen, entsprechen diesen klinischen Beobachtungen. Wir fanden, daß nahezu alle Asthmatiker einen abnormen Purinstoffwechsel haben, d. h. die Ausscheidung der Harnsäure nach einem harnsäurereichen Essen, das während einer purinfreien Periode genossen wird (also die exogene Harnsäureausscheidung) ist vermindert. LINDEMANN hatte schon vor uns genau dasselbe Resultat erhalten, ja er konnte sogar zeigen, daß Harnsäure bei einem Asthmapatienten einen Asthmaanfall auslöste. Später fand HEYSTEK in unserem Institut, daß bei Asthmatikern die Konzentration der Harnsäure im Blute außerordentlich niedrig ist. Bei normalen Menschen findet man 20—30 mg pro Liter Blut. Bei Asthmatikern fanden wir manchmal nur $2^1/_2$ mg; die höchste Zahl, die wir bei Asthmatikern überhaupt fanden, war 12,5 mg; das entspricht der niedrigsten Zahl bei Normalen (13 mg).

In manchen Fällen haben wir bei unseren Patienten schwere Asthmaanfälle nach einem purinreichen Essen (Thymus, Leber) gesehen. KÄMMERER teilt analoge Erfahrungen von TANNHÄUSER mit. Auf Grund dieser Beobachtungen kamen wir zu der Meinung, daß in den meisten Fällen der Allergie eine purinfreie Diät verordnet werden sollte.

GUDZENT verteidigt die Ansicht, daß auch die Gicht als Überempfindlichkeitskrankheit zu betrachten sei. Die Störung im Harnsäurestoffwechsel sollte nicht das Ausschlaggebende beim Zustandekommen des Gichtanfalles sein, dieser Anfall sollte vielmehr durch Zufuhr eines allergenhaltigen Nahrungsmittels hervorgerufen werden. GUDZENT bestreitet nicht, daß man bei Gichtikern durch Einspritzung von Harnsäure einen Anfall auslösen kann, aber das kann man bei Asthmatikern auch. GUDZENT nimmt in Übereinstimmung mit meiner auf S. 4 verteidigten Theorie an, daß die Harnsäure die Schwelle für die Allergenwirkung erniedrigen könnte.

Für GUDZENTS Auffassung spricht das akute Auftreten des Gichtanfalles und die Tatsache, daß nach klinischer Erfahrung bestimmte Nahrungsmittel den Anfall auslösen, und zwar nicht für jeden Patient dieselben Nahrungsmittel. Manche Gichtleidenden vertragen die purinfreie Kost besonders gut, bei anderen ruft Milchdiät einen Anfall hervor. Die von WIDAL nachgewiesene Hautüberempfindlichkeit des Gichtikers gegenüber bestimmten Weinsorten stützt sicher GUDZENTS Auffassung.

Es wäre interessant, die Hautreaktion des an Gicht leidenden auf Menschenhautschuppen zu untersuchen und in chronischen Fällen eine anti-allergische Behandlung einzuleiten.

Es gibt auch Fälle von Allergie, die seltener sind, in welchen Kohlehydrate nicht vertragen werden; in diesen Fällen werden häufig auch Butter und Milch nicht vertragen. Unter diesen Umständen hat man Fleisch, Gemüse und kleine Quantitäten von Reis zu verordnen. Der Verfasser neigt zu der Auffassung, daß auch hier die Substanzen, die aus der Diät wegzulassen sind, nicht als eigentliche Allergene wirken, sondern nur die Empfindlichkeit der betreffenden Person gegenüber anderen Allergenen, die die eigentliche Ursache der Attacken sind, erhöhen. Eine der Stützen dieser Annahme ist die Beobachtung, daß manchmal ein

Patient fähig ist, diese Nahrungsmittel an einem bestimmten Ort, z. B. in der Schweiz, zu vertragen, während derselbe Nahrungsstoff zu Hause einen Anfall auslöst. Hajós hat aus der v. Korányischen Klinik auf die wichtige Tatsache hingewiesen, daß gewisse Nahrungsmittel (Schweinefleisch, Eier) von einigen Asthmatikern nur dann nicht vertragen werden, wenn durch vorheriges Trinken von Kognak (oder Zufuhr von Galle) die Magen- und Darmschleimhaut etwas lädiert war. Auch bei Tieren fand er ähnliche Verhältnisse. Es steht dies wohl in Zusammenhang mit der schon von Brandl nachgewiesenen Beschleunigung der Resorption von Pepton, Zucker usw. aus dem Magen durch Einwirkung von Substanzen, welche die Magenschleimhaut reizen.

e) Überempfindlichkeit gegenüber bakteriellen Produkten (bakterielle Sensibilisierung).

Daß Bakterientoxine eine sensibilisierende Wirkung auf den Organismus ausüben können, war schon lange bekannt. Chandler Walker (1) aber war, soweit mir bekannt, der erste, der diese Tatsache auf die Ätiologie des Asthmas bezog.

Asthmatiker leiden manchmal an chronischer Bronchitis und nach Walker werden zahlreiche von diesen Patienten durch Stoffwechselprodukte jener Bakterien sensibilisiert, die die Bronchitis verursachen, so daß sich bei jeder erneuten Resorption dieser Produkte die Anfälle wiederholen. Diese Anschauung hat zu einer Anwendung von Autovaccine bei der Behandlung dieser Asthmafälle geführt. Weil diese Autovaccinbehandlung manchmal Erfolg hat, haben einige Autoren angenommen, damit sei die Richtigkeit der Theorie bewiesen. Es kann nicht geleugnet werden, daß die Walkersche Theorie für bestimmte Fälle das Richtige treffen kann. Aber in der Mehrzahl der Fälle von Asthma, die mit Bronchitis verbunden sind, sicherlich nicht. In dieser Beziehung stimme ich vollständig mit der Kritik von Cooke (1) über Walkers Ansicht überein, daß nämlich die Beziehungen zwischen Asthma und bakterieller Sensibilisierung unbewiesen sind. Die Tatsache, daß die Autovaccinebehandlung in manchen Fällen die Erscheinungen mildert, unterstützt durchaus nicht die Theorie von Walker, seitdem Cooke (1) und Verfasser und seine Mitarbeiter (7) gefunden haben, daß auch Handelsvaccine genau dasselbe Resultat geben kann, eine Tatsache, die in Versuchen von Rackemann und Graham bestätigt wurde.

Das positive Ausfallen von Hautreaktionen mit Produkten der aus dem Sputum der Asthmatiker gezüchteten Mikroorganismen (besonders Streptokokken) beweist auch nichts Sicheres, weil sehr viele Nichtasthmatiker auch positive Hautreaktionen mit diesen Substanzen zeigen, wie das u. a. aus einer Arbeit von Mackenzie und Hanger deutlich hervorgegangen ist. Mackenzie und Hanger haben bei einer ganzen Reihe von Patienten, welche an den verschiedensten Krankheiten litten, die Hautreaktionen auf Stoffwechselprodukte von Streptococcus haemolyticus und anderen Bakterien untersucht und fanden in einer hohen Prozentzahl positive Reaktionen. Sie kommen zu der Schlußfolgerung, daß „das bis jetzt vorhandene Tatsachenmaterial keine Möglichkeit bietet, eine negative oder positive Reaktion mit irgendeiner spezifischen Krankheit in Zusammenhang zu bringen“.

Gegen WALKERS Auffassung spricht auch die Erfahrung, daß die große Mehrzahl von Asthmakranken frei von Anfällen ist, sobald sie sich im Hochgebirge oder in einer allergenfreien Kammer befinden, wobei auch die Erscheinungen der sogenannten Bronchitis mit erstaunlicher Geschwindigkeit verschwinden, um übrigens nach Rückkehr in allergenhaltige Umgebung ebenso schnell wieder zurück zu kehren. Derartige schnelle Heilungen — und Wiederauftreten —, die sich beliebig oft wiederholen lassen, wäre für eine durch Bakterien hervorgerufene Krankheit zu merkwürdig. Die meisten bei Asthmatikern supponierten Bronchitiden sind keine und sind nur Manifestationen der Allergie; dieses gilt übrigens auch für eine Reihe sogenannter Bronchitiden, welche — ohne mit deutlichen asthmatischen Anfällen einherzugehen — oft bei kleinen Kindern und bei älteren Menschen (dann oft als Bronchitis mit Emphysem diagnostiziert) auftreten. Wenn solche „Bronchitiden“ in allergenfreier Umgebung sofort verschwinden und in allergenhaltiger Umgebung zurückkehren, wird die Diagnose „Bronchitis“, wenn man darunter eine durch Mikroorganismen hervorgerufene Entzündung versteht, sehr zweifelhaft.

Nur für die 10% der Asthmatiker, die in allergenfreier Umgebung und durch Regulierung der Diät nicht anfallsfrei werden, könnte WALKERS Hypothese zutreffen.

* * *

Wir haben bis jetzt vier Gruppen von Allergenen besprochen, d. h. Pollen, Tierhaare, Nahrungsmittel und Bakterientoxine. Amerikanische Autoren haben die Auffassung vertreten, daß man fast alle Asthmatiker in eine dieser Gruppen unterbringen könne. Nach unseren Erfahrungen trifft das für Europa sicher nicht zu. Von 800 nicht auf Pollenüberempfindlichkeit beruhenden Asthmafällen, die wir zur Untersuchung bekamen, konnten wir höchstens 10% in den Gruppen „Tierhaare und Nahrungsmittel“ unterbringen und noch einige Prozent in die Gruppe „Bakterielle Sensibilisierung“. Für die anderen sind Klimaeinflüsse überwiegend.

Wiewohl Verfasser also nicht die Auffassung von den genannten amerikanischen Autoren in allen Einzelheiten teilen kann, möchte er doch hervorheben, daß er die von diesen Autoren geleistete Pionierarbeit als sehr wichtig anerkennt. Beobachtungen über Asthmafälle, in denen die Anfälle durch bestimmte Allergene hervorgerufen wurden, bestanden sicher seit Jahrzehnten, sie wurden aber als Ausnahme betrachtet. Die amerikanischen Autoren waren die ersten, die klar machten, daß Überempfindlichkeit gegenüber verschiedenen Gruppen von Allergenen bei Asthma Regel ist. Dadurch kam die Asthmaforschung in ein ganz neues Stadium und dadurch wurde es erst möglich, die allergischen Krankheiten als besondere Krankheitsbilder darzustellen. Nach Verfassers Auffassung ist dabei die Klimaallergie bei weitem die wichtigste.

f) Überempfindlichkeit gegenüber Klimaallergenen.

Auf Grund eines eingehenden Studiums von etwa 800 Fällen von Asthma und anderen allergischen Erkrankungen sind der Verfasser und seine Mitarbeiter zu der Anschauung gekommen, daß wohl Fälle von Überempfindlichkeit, wie sie in den vorstehenden Kapiteln beschrieben wurden, vorkommen, daß aber alle diese Betrachtungen von geringem Wert bezüglich der großen Mehrzahl der Asthmatiker sind, die sich in Holland, England, Norddeutschland, vielen Teilen von Amerika, in den Tropen und Ländern mit ähnlichem Klima aufhalten. In allen niedrig gelegenen Ländern mit großer Feuchtigkeit der Atmosphäre und des Bodens treten bei den meisten Allergischen die Anfälle nur an gewissen Orten oder in gewissen Gegenden auf, eine Eigenart, die jedermann bekannt ist, deren Bedeutung aber in ihrem Zusammenhang mit der Ätiologie der Krankheit bisher übersehen wurde. In diesen Fällen ist die Allergie einfach eine durch das Klima bedingte Erkrankung. Eine entsprechende Änderung des Klimas unterdrückt alle Anfälle innerhalb einiger Tage; die Anfälle zeigen sich wieder, sobald der Patient an seinen früheren Aufenthaltsort zurückkehrt.

Da die Richtigkeit dieser Anschauung nicht bewiesen werden kann, ohne vorher die „spezifische Diagnose“ der allergischen Krankheiten zu besprechen, wollen wir die Frage der klimatischen Faktoren erst in einem späteren Kapitel behandeln.

II. Die Beziehung der Allergie zum anaphylaktischen Schock.

Trotzdem eine große Anzahl von neuen Tatsachen bezüglich der Überempfindlichkeit und der allergischen Krankheiten während der letzten 10 Jahre zu unserer Kenntnis gekommen sind, gibt es doch bisher keine entsprechende Erklärung des Mechanismus der Überempfindlichkeit. Man würde einen klareren Überblick über die ganze Frage bekommen, wenn es möglich wäre, den unbekannten Mechanismus auf irgendeine bekannte Funktion zu beziehen. Nahezu alle Versuche, die in den letzten Jahren unternommen wurden, um eine Erklärung zu finden, konzentrieren sich um die eine Frage, ob es möglich ist, die Allergie auf der

Basis der Anaphylaxie zu erklären. Seit RICHET 1902 die Lehre von der Anaphylaxie aufgestellt hat, haben viele Autoren versucht, die Ätiologie von verschiedenen Krankheiten mit diesem Phänomen in Verbindung zu bringen. Zahlreiche Infektionskrankheiten, Eklampsie, sympathische Ophthalmie, die Serumkrankheit und andere Erkrankungen wurden als Äußerungen von Anaphylaxie aufgefaßt. Leider hat das die Definition der Anaphylaxie sehr gestört. Manche Autoren z. B. sprechen von der Serumkrankheit als von einer richtigen Anaphylaxie. Es ist notwendig, erst einmal festzustellen, was man sich eigentlich unter dem Ausdruck Anaphylaxie vorstellt, ehe ein Versuch gemacht werden soll, die Beziehungen zwischen Anaphylaxie und Allergie zu klären. Es wird vorgeschlagen, in dieser Besprechung als Anaphylaxie nur das ursprünglich von RICHET und ARTHUS beschriebene Phänomen zu bezeichnen, nämlich eine Reaktion, ähnlich einem Schock, welche in einem Tier hervorgebracht wird durch die Injektion von Eiweiß, mit welchem das Tier bereits vorher sensibilisiert wurde; einem Eiweiß, das bei unvorbehandelten Tieren keine solche schockartige Reaktion hervorbringt bzw. eine Wirkung von viel geringerem Grade.

Von dieser Basis ausgehend, muß nun die Frage besprochen werden, ob man die allergischen Krankheiten als Ausdruck einer Anaphylaxie beim Menschen betrachten kann.

Wenn man einem Meerschweinchen intravenös eine zweite Injektion von einer entsprechenden Menge desselben Eiweißes gibt, das schon einige Wochen vorher intraperitoneal injiziert wurde, so wird das Tier nach einer kurzen Periode der Ruhe, Zeichen von Unruhe geben, es wird sich kratzen, als ob es an Pruritus litte, wird sehr starke Kaubewegungen machen, es wird niesen und einigemal husten, dann wird sich plötzlich ein Anfall von Dyspnöe zeigen, eventuell zusammen mit schweren Krämpfen. Inzwischen läßt das Tier oft Faeces und Urin, manchmal wird auch Sperma ejakuliert, nach einer kurzen Pause treten dann wieder Krämpfe auf, die oft zum Tode führen. Öffnet man in diesem Augenblick den Thorax, so findet man die Lungen nicht, wie gewöhnlich, zusammengefallen, sondern in ihrem größten Teile aufgebläht, man findet eine Art von Volumen pulmonum auctum. Dieser Zustand, der zuerst von AUER und LEWIS beschrieben worden war, wurde von ihnen auf eine Kontraktion der ganzen Muskulatur der kleinen Bronchiolen zurückgeführt, eine Meinung, die auch jetzt noch allgemein geteilt wird. Die Übereinstimmung dieses Befundes mit dem, der bei Asthma bronchiale gefunden wird, führte zu der Anschauung, die zuerst von MELTZER ausgesprochen wurde, daß das Bronchialasthma der Ausdruck eines anaphylaktischen Schocks beim Menschen ist, eine Ansicht, die noch durch die Untersuchungen von SCHLECHT und SCHWENKER unterstützt wurde. Sie konnten nämlich zeigen, daß in den Alveolen der Lungen von Meerschweinchen, die an anaphylaktischem Schock zugrunde gegangen waren, eine ausgesprochene Eosinophilie vorhanden war, also derselbe Zustand, den man auch bei Bronchialasthma findet. Abgesehen von der Frage, ob diese Auffassung der Identität der beiden Erscheinungen als endgültig feststehend betrachtet werden kann, muß zugegeben werden, daß diese Theorie sehr viel für den Fortschritt unserer Kenntnisse über die allergischen Krankheiten geleistet hat, indem sie die Forschung angeregt und uns die Richtung gewiesen hat, in welcher weiter geforscht werden muß. Fast gleichzeitig mit der Erklärung von Meltzer haben Weichard und Wolff Eisner ausgesprochen, daß Heufieber ein anaphylaktisches Phänomen ist; später wurde dieselbe Meinung auch bezüglich der anderen allergischen Krankheiten geäußert. Es muß bemerkt werden, daß schon 1908 Hutinel den Begriff der alimentären Anaphylaxie, von welcher oben die Rede war, formuliert hat.

Nachdem die Ansicht über den anaphylaktischen Ursprung der allergischen Krankheiten einige Jahre lang geherrscht hatte und nach und nach zu allgemeiner Geltung gekommen war, sind später große Zweifel an ihrer Richtigkeit erwacht. Viele Forscher haben an dieser Diskussion Teil genommen; doch war es besonders Coca, der die anaphylaktische Theorie bestritt und klar die Gründe formulierte, welche gegen die anaphylaktische Theorie sprechen.

Es ist überflüssig, eine ausführliche Übersicht über alles zu geben, was für und wider die Ansicht von Coca spricht, nachdem die ganze Frage sehr ausführlich und mit großer Exaktheit von Doerr behandelt wurde, der auch ein ausführliches Referat über die Literatur dieser Frage gibt. Der Verfasser hat seine Meinung über diese Frage bei verschiedenen Gelegenheiten (7) bereits mitgeteilt, und früher hat er Cocas Ansicht unterstützt. Allein infolge von neueren Tatsachen, die in letzterer Zeit zu unserer Kenntnis gekommen sind, ist Verfasser gezwungen, seine Stellung wesentlich zu ändern, wie das weiter unten ausgeführt wird.

Die Hauptargumente, die Coca gegen die anaphylaktische Theorie aufstellte, sind folgende:

1. Allergische Krankheiten werden sehr oft ererbt, Anaphylaxie dagegen nicht.

2. Allergische Symptome können bei der allerersten Gelegenheit, bei der die Person in Kontakt mit der betreffenden Substanz kommt, entstehen.

3. Allergie kann experimentell bei Tieren nur mit Schwierigkeit und unregelmäßig hervorgerufen werden, während Anaphylaxie bei Tieren mit Leichtigkeit erreicht wird; doch sei ihr Vorkommen beim Menschen nicht bewiesen. Außerdem sind die Allergischen durchaus nicht leichter gegen artfremde Proteine zu sensibilisieren als normale Menschen. Es ist ferner nicht möglich, die Allergie passiv auf Tiere zu übertragen, während das in den anaphylaktischen Versuchen gewöhnlich gelingt.

4. Die Erscheinungen der Allergie unterscheiden sich weitgehend von dem anaphylaktischen Schock, dagegen zeigen sie viel Ähnlichkeit mit der Arzneimittelidiosynkrasie. Die Arzneiidiosynkrasie kann aber nicht identisch mit der Anaphylaxie sein; denn die Arzneimittel sind nach der allgemeinen Auffassung nicht fähig Antikörper zu bilden und sind demgemäß auch keine Anaphylaktogene.

Wir möchten diese Punkte kurz besprechen.

Ad 1. Alle Autoren stimmen darin überein, daß in etwa 50% aller Fälle von Allergie die Disposition, allergisch zu werden, ererbt ist. Diese Frage ist u. a. ausführlich bearbeitet durch Ellinger und besonders auch von H. Uhlmann (gute Literaturübersicht). Bei der Anaphylaxie spielen hereditäre Faktoren nur eine unwesentliche Rolle. Rosenau (42) hat gezeigt, daß die anaphylaktische Sensibilisierung bei Tieren vererbt werden kann. Aber die Sensibilisierung ist nur durch die Mutter vererbbar, nicht durch den Vater und ferner richtet sie sich nur gegen dieselbe Substanz, welche zur Sensibilisierung der Mutter benutzt wurde, und die Sensibilisierung der Jungen dauert nur sehr kurze Zeit. Unter bestimmten Bedingungen scheint aber eine Übertragung des anaphylaktischen Zustandes durch den Vater möglich zu sein. Schon 1892 hatte Ehrlich gefunden, daß bei Mäusen die Jungen eines gegen Ricin hochimmunisierten Vaters und einer normalen Mutter nicht nur immun, sondern sogar überempfindlich gegen Ricin waren. Otto hat dann 1922 in speziell darauf gerichteten Versuchen gezeigt, daß in gewissen Fällen (allerdings nicht immer) eine derartige Überempfindlichkeit gegen Ricin bei Jungen von einem immunisierten Vater und einer normalen Mutter wirklich vorkommen kann.

Jedenfalls bleibt aber zwischen Anaphylaxie und Allergie in dieser Hinsicht ein großer Unterschied bestehen; denn bei der Allergie ist der vererbte Faktor nicht spezifisch, d. h. die Überempfindlichkeit des Vaters oder der Mutter kann gegen eine Substanz A gerichtet sein (z. B. Eigelb), während das Kind gegenüber einer Substanz B (z. B. Pferdeschuppen) überempfindlich ist. Etwas derartiges ist im Anaphylaxieversuch noch nicht beobachtet worden.

Trotzdem scheinen Cocas Beweisgründe nicht bindend zu sein. Mit Bezug auf die Tatsache, daß gewöhnlich nicht die spezifische Überempfindlichkeit vererbt wird, sondern nur die Disposition, ließe sich vielleicht die Theorie aufstellen, daß nichts anderes vererbt wird als eine vermehrte Durchgängigkeit der Haut und der Schleimhäute, möglicherweise aller Körperzellen. Diese Annahme würde viele Schwierigkeiten beseitigen, da eine große Durchgängigkeit der Haut und der Schleimhäute auch eine erhöhte Möglichkeit bedeutet, mit körperfremden Substanzen sensibilisiert zu werden, und es ist klar, daß die Natur der Stoffe oder des Arzneimittels, durch das das Kind sensibilisiert wurde, häufig eine andere sein wird, als die, welche den Vater sensibilisierte. Es sei in dieser Beziehung an Versuche von STERNBERG erinnert, in denen nachgewiesen wurde, daß von der normalen Schleimhaut der oberen Luftwege nur sehr wenig kolloidales Material resorbiert werden kann, dagegen aber die lädierte Schleimhaut leicht resorbiert. Die Annahme, daß eine vermehrte Durchlässigkeit von Haut und Schleimhaut zur Sensibilisierung prädisponiert, würde auch erklären, warum bei einem Teile der Fälle keine hereditären Faktoren existieren. Viele Menschen werden im Laufe ihres späteren Lebens chronisch oder nur zeitweise (bei akuter Bronchitis, intestinalen Ulcera, Ekzemen) vermehrte Empfindlichkeit oder Durchgängigkeit ihrer Haut oder ihrer Schleimhäute aufweisen. Die Beobachtung von COOKE und VAN DER VEER (5), daß erbliche Faktoren die größte Rolle bei jenen Fällen spielen, die während ihrer ersten Lebensjahre sensibilisiert wurden, steht mit dieser Annahme in bester Übereinstimmung. Endlich haben wir die Annahme, daß die meisten Asthmatiker eine vermehrte Permeabilität der Haut oder der Schleimhäute haben, oder mindestens gehabt haben, auch tatsächlich bestätigt gefunden. Unter 150 Asthmatikern, die daraufhin befragt wurden, gaben 50% an, daß sie in ihrer frühen Kindheit an charakteristischem Gesichtsekzem (Milchschorf) und 30%, daß sie an einer Bronchitis gelitten haben[1]. Von den übrigen 20% haben manche Masern, Typhus, Keuchhusten oder Darmgeschwüre beschuldigt, oder Magenoperationen, die vor dem ersten Anfall der allergischen Krankheit überstanden worden waren. FRIEDBEGRER, der besonders auf die Durchlässigkeit der Haut als prädisponierenden Faktor hinwies, hat einen Fall von Überempfindlichkeit gegenüber Enteneiern studiert, in welchem die Überempfindlichkeit sogleich nach einer Darmoperation auftrat (vgl. auch die schon erwähnten Versuche von HAJÓS).

In Anbetracht dieser Tatsachen kann die Auffassung nicht länger vertreten werden, daß das Vorhandensein von hereditären Faktoren die Richtigkeit der anaphylaktischen Theorie ausschließe.

Ad 2. Bezüglich dieses Punktes kann kein Zweifel herrschen. Allergische Symptome können bei der allerersten Gelegenheit, bei der die Person in Kontakt mit dem Allergen kommt, erscheinen. Das wider-

[1] Nach meinem Vortrag im Münchner Ärzteverein machte FR. VON MÜLLER darauf aufmerksam, daß vielleicht schon dieses Ekzem und diese Bronchitis die ersten Manifestationen der Allergie seien. Es läßt sich diese Möglichkeit nicht leugnen. Vielleicht ist es so, daß die jungen Kinder erst eine Allergie gegenüber ihren Nahrungsmitteln bekommen und daß dadurch das Ekzem und die Bronchitis hervorgerufen wurden, die ihrerseits wieder die Möglichkeit zu einer Sensibilisation gegenüber Luftallergenen (Tierhaare-, Klimaallergenen) öffnen. Hiermit wäre vielleicht in Übereinstimmung, daß alle erwachsenen Allergiker auf Menschenhautschuppenextrakt reagieren, während die Reaktion bei Kindern noch nicht spezifisch ist.

spricht der anaphylaktischen Theorie, nach der die erste Sensibilisierung fehlt. Das Argument, daß die Serumkrankheit auch nach einer ersten Injektion auftritt, ist ohne Bedeutung, da nicht bewiesen ist, daß die Serumkrankheit wirklich eine anaphylaktische Erkrankung sei. Man hat angenommen, daß die Sensibilisierung des Kindes daher stammt, daß die Mutter sensibilisiert war, aber in diesen Fällen müßte die Mutter gegenüber denselben Stoffen überempfindlich sein wie das Kind, was nicht der Fall ist. Es wurde auch angenommen, daß die Mutter während der Lactation die allergische Substanz gegessen habe, die dann durch die Milch in das Kind übergegangen sein kann. Tatsächlich hat SHANNON gezeigt, daß das von der Mutter gegessene Eiereiweiß in die Milch übergehen kann. Aber auch diese Annahme kann nicht alle Tatsachen erklären (z. B. die Überempfindlichkeit gegenüber Antypirin, die Fälle von Allergie gegenüber Pollen usw.).

Es muß demnach angenommen werden, daß in gewissen Fällen eine Allergie ohne einen vorherigen Kontakt vorhanden ist. In diesen Fällen, die allerdings sehr selten sind, kann die anaphylaktische Theorie nicht angewendet werden, aber daraus folgt nicht, daß diese Theorie nicht doch für die allergrößte Mehrzahl der allergischen Fälle richtig ist, in denen die Möglichkeit einer Sensibilisierung vorhanden ist.

Eine Erklärungsmöglichkeit für die Allergie, ohne vorherige spezifische Sensibilisierung, sei kurz erwähnt. FORSSMANN hat vor einigen Jahren darauf hingewiesen, daß Extrakte von Organen gewisser Tierarten — Meerschweinchen, Pferd, Maus — beim Kaninchen nach Injektion die Bildung von Antikörpern erzeugen, die auf die roten Blutkörperchen des Hammels (und der Ziege) hämolytisch wirken. Den Organen anderer Tierarten, z. B. von Kaninchen, Schwein, Rind, fehlt diese Fähigkeit. Hier wird also durch bestimmte Substanzen (heterogenetische Antigene genannt) eine Immunitätsreaktion hervorgerufen, die sonst nur durch das spezifische Antigen (in diesem Falle Hammelblutkörperchen) erzeugt wird. Es wäre nicht einzusehen, warum nicht auch heterogenetische Anaphylaktogene oder heterogenetische Allergene bestehen könnten, d. h. es wäre denkbar, daß die „Vorbehandlung" des Tierkörpers mit einem bestimmten Allergen Überempfindlichkeit gegenüber einem anderen Allergen hervorrufen kann.

Ad 3. Fälle, in welchen allergische Erkrankungen experimentell bei Tieren hervorgerufen wurden, sind oft beschrieben worden, aber ebensooft auch wurde die Möglichkeit bestritten. FRIEDBERGER hat vor einigen Jahren die diesbezügliche Literatur referiert und hat auch eigene Versuche angeführt, die zeigen, daß es nicht gelingt, eine experimentelle Allergie hervorzurufen. Meerschweinchen, die mit Extrakten von Pferdeschuppen vorbehandelt worden waren und nach einiger Zeit mit demselben Extrakt intravenös wieder injiziert wurden, zeigten tatsächlich

Symptome des anaphylaktischen Schocks, aber die Einatmung dieser Substanz hatte bei Tieren, die durch Injektion sensibilisiert waren, keine anaphylaktischen oder allergischen Symptome zur Folge. Auch COOKE, FLOOD und COCA (3) haben negative Resultate mitgeteilt. In unserem Institut ist wiederholt versucht worden, allergische Symptome bei Meerschweinchen dadurch hervorzurufen, daß sie gezwungen wurden, getrocknetes Pferdeserum oder Pollen einzuatmen. Wir haben einesteils an Tieren, die durch eine vorherige intraperitoneale Injektion sensibilisiert waren, und ferner an unbehandelten Tieren gearbeitet. Wir haben die Tiere täglich inhalieren lassen, indem sie in einen Käfig gebracht wurden, der Pollen oder getrocknetes Serum enthielt, oder indem wir dieses Material in die Nase des Tieres einbrachten; manchmal machten wir dazwischen eine Pause von 2—3 Wochen und begannen dann von neuem; aber wir hatten absolut keine Erfolge. In einer Serie hatten wir positive Resultate; aber diese Tiere waren krank und starben bald darauf. Im Gegensatz zu diesen negativen Resultaten konnten manche Autoren über positive berichten. KOESSLER, ULRICH, SCHLOSS, CURSCHMANN und anderen gelang es, durch Injektion von Serum allergischer Patienten bei Meerschweinchen eine Sensibilisierung hervorzurufen. ARLOING teilt mit, daß eine Sensibilisierung durch Inhalation von Allergenen (z. B. Pollen) bei tuberkulösen Tieren gelingt; bei diesen Tieren konnte er auch anaphylaktische Symptome hervorrufen, wenn er sie Pollen oder getrocknete Allergene inhalieren ließ. Das stimmt mit unseren Versuchen an kranken Tieren, die wir oben erwähnt haben, überein.

In der letzten Zeit stimmen wohl alle Autoren darin überein, daß das Anaphylaxieexperiment — d. h. Sensibilisierung durch subcutane oder intraperitoneale Einspritzung und intravenöse Reinjektion — mit Pollen und Tierhaarallergenen bei Tieren gelingen kann und es wären also diese Allergene als Anaphylaktogene zu betrachten. Dem entspricht, daß nach LONGCOPE, O'BRIEN und PERLZWEIG das Pferdehautallergen sich durch Fällung bei verschiedenen Wasserstoffionenkonzentrationen in zwei Fraktionen zerlegen läßt, die beide Proteine sein sollen (und Anaphylaktogene sind), während GROVE und COCA und BASTAI nachweisen konnten, daß durch Einwirkung von Trypsin die Pferdehautallergene inaktiv werden, was ebenfalls für die Proteinnatur spricht.

Über die Natur des Pollenallergens besteht noch keine Übereinstimmung. GROVE und COCA und BASTAI nehmen an, daß es nicht zu der Eiweißgruppe gehört (die Wirkung bleibt nach Behandlung mit Trypsin bestehen), während FRUGONIS Schüler MELLI die Auffassung verteidigt, daß das Pollenallergen doch ein Protein ist.

Auch über die Frage der Dialysierbarkeit von Allergenlösungen besteht zwischen den verschiedenen Autoren noch keine Übereinstimmung. BASTAI, der vergleichende Untersuchungen gemacht hat, konnte feststellen, daß die Schleicher- und Schüllhülse und die Kollodiummembranen, welche für die ABDERHALDEN-Reaktion gebraucht werden, die Allergene nicht durchlassen, während es auch Membranen gibt, welche Kongorot und Menschenserum nicht durchlassen und doch für Allergenlösungen durchlässig sind. Hieraus kann man schließen, daß Allergenlösungen leichter dialysierbar sind als Serum, aber schwerer als Peptone.

Wiewohl es also jetzt meistens gelingt, mit dem genannten Allergen bei Tieren Anaphylaxie hervorzurufen, bleibt die Tatsache bestehen, daß früher dieser Versuch nicht immer gelang. Meines Erachtens haben in dieser Frage die negativen Versuche mehr Bedeutung als die positiven. Wenn mit einer Pollenallergenlösung, die bei sensibilisierten Menschen starke Reaktionen gibt, bei Meerschweinchen mit der üblichen Technik kein anaphylaktischer Schock hervorgerufen wird, so zeigt das zweifellos, daß es Pollenallergene gibt, die keine Anaphylaktogene sind, und wenn man nur bei besserer Extraktion der Pollen Allergenlösungen bekommt, die auch Anaphylaxie hervorrufen können, so zeigt das nur, daß man bei geänderter Extraktion andere Allergene (oder dieselben Allergene in anderer Form oder Bindung) bekommt.

Dazu kommt noch, daß unsere später zu erwähnenden Schimmelpilzallergene — die sich in der Wirkung auf sensibilisierte Menschen in nichts von den anderen Allergenen unterscheiden — ganz sicher keine Anaphylaktogene sind.

Es bleibt also sicher, daß eine Anzahl Allergene keine Anaphylaktogene und keine Eiweiße sind.

Unsere bisherigen Kenntnisse können also folgendermaßen zusammengefaßt werden: Wird ein Meerschweinchen durch subcutane Injektion von Pferdeserum sensibilisiert und nachher intravenös mit demselben Material reinjiziert, so entsteht ein Schock. Wird aber das Tier durch häufiges Einblasen von getrocknetem Serum oder Pollen oder Pferdeschuppen in die Nase sensibilisiert und wird dann später versucht, anaphylaktische Symptome durch denselben Vorgang hervorzurufen, so wird der Versuch meistens nicht gelingen. Nur in einzelnen Fällen wird ein positives Resultat angegeben. Der gewöhnliche Anaphylaxieversuch (Injektion-Reinjektion) gelingt mit einigen Allergenen, mit anderen ganz sicher nicht. Ähnliches kann auch über die passive Sensibilisierung gesagt werden. Die Injektion von Blut eines anaphylaktischen Tieres in ein Unbehandeltes, wird die sogenannte passive Anaphylaxie im letzteren Tier verursachen; aber eine Injektion von Blut eines allergischen Patienten (Asthma, Heufieber) in ein Meerschweinchen, wird das Tier nicht regelmäßig für eine nachträgliche Injektion des Allergens empfindlich machen.

Man hat das als ein Argument gegen die anaphylaktische Theorie der Allergie betrachtet und COCA ging vor einigen Jahren sogar noch weiter, indem er behauptete, die Anaphylaxie existiere beim Menschen überhaupt nicht. Nach seiner Ansicht können Menschen überhaupt nur allergisch und nicht anaphylaktisch werden. Diese Ansicht schien durch die Tatsache erhärtet zu werden, die durch COOKE, FLOOD und COCA beschrieben wurde (3), wonach allergische Patienten mittels subcutaner Injektion mit anderen Allergenen oder Anaphylaktogenen nicht leichter zu sensibilisieren sind als normale Menschen.

Der Wert dieser Argumente hat für den Verfasser sehr an Bedeutung verloren, seit eine Reihe von neuen Tatsachen zu unserer Kenntnis gekommen ist. Erstens besteht kein Zweifel mehr daran, daß Anaphylaxie beim Menschen, verursacht durch eine erstmalige Injektion von Eiweiß, tatsächlich vorkommt. DOERR (1) konnte eine Reihe von solchen Fällen sammeln. Das Argument, daß die Anaphylaxie immer passiv übertragbar sei und die Allergie nicht, ist nicht länger haltbar, seit wir wissen, daß die passive Übertragung bei der Anaphylaxie mißlingen kann (nämlich nur innerhalb der ersten Wochen oder Monaten nach der sensibilisierenden Injektion gelingt), und daß die Möglichkeit, eine allergische Sensibilisierung passiv auf Tiere zu übertragen, hauptsächlich davon abhängt, welcher Moment für die Blutentnahme aus dem allergischen Patienten gewählt wird, und ferner davon, wie stark die Sensibilisierung ist. DE BESCHE und FRUGONI haben gezeigt, daß das Blut des Patienten direkt nach einem asthmatischen Anfall keine Übertragungssubstanzen enthält.

Die Tatsache, daß der anaphylaktische Versuch bei Tieren leicht gelingt und der allergische Versuch oft nicht, beweist — nach der Auffassung des Verfassers — nichts gegen die Identität der Anaphylaxie mit der Allergie. Anaphylaxie ist ein künstlich hervorgerufenes Phänomen. Dieses Phänomen (die Sensibilisierung durch eine Injektion und Schock durch eine zweite Injektion) kann bei Tieren ebenso, wie beim Menschen hervorgerufen werden. Allergie jedoch bedeutet eine Sensibilisierung durch Kontakt mit der Haut und den Schleimhäuten, die gewöhnlich nur Menschen betrifft, die eine gewisse Disposition haben. Wie schon oben besprochen wurde, liegt der Unterschied zwischen dem disponierten Menschen und dem normalen Tier wahrscheinlich teilweise darin, daß die Haut und die Schleimhäute und vielleicht auch die anderen Körperzellen des vorher disponierten Menschen leicht durch allergische Substanzen durchdrungen werden, wogegen die Haut bei normalen Tieren nicht durchdrungen wird. In diesem Zusammenhang wäre noch zu bemerken, daß viele sogenannte Allergene eine Substanz enthalten, welche die Haut oder die Schleimhäute reizt. (So enthält z. B. Ipecacuanha Emetin, Pollen häufig eine reizende Substanz, Ricin ist selbst reizend, in den Asthmafällen von CURSCHMANN [Asthma bei einem Fellfärber] war ein Präparat von Paraphenylendiamin vorhanden usw.)

Die gesamte Frage über die Beziehung der Anaphylaxie zur Allergie wurde weitgehend geklärt durch die Publikation eines Mitarbeiters von

Frugoni, Ancona. Dieser Autor hat eine Epidemie unter Müllern und Bauern beschrieben. Die Asthmaanfälle waren von einer Urticaria begleitet und wurden durch das Arbeiten mit Getreide, das in hohem Grade verunreinigt war, verursacht, und das unter anderen Parasiten auch ein kleines Insekt, Ventricosus pediculoides, enthielt. Das Interessante des Falles liegt darin, daß praktisch jedermann, der mit diesem Getreide gearbeitet hat, eine gewöhnliche Hautkrankheit von nicht allergischen oder anaphylaktischem Ursprung bekam, daß dagegen alle diejenigen, die in beständigen Kontakt mit diesem Getreide kamen, nach einiger Zeit Asthmasymptome und Urticaria zeigten. In diesem Falle hat ein „Dispositionsfaktor" vollständig gefehlt. Das verunreinigte Korn hat die Haut gereizt. Die erkrankte Haut war von nun an kein genügender Damm mehr für die allergische Substanz, welche nun, nachdem sie die oberen Schichten der Haut durchdrungen hatte, die Menschen sensibilisierte und sie für nachträglichen Kontakt oder Inhalation empfindlich machte. In diesem Falle hat also die Natur selbst das Experimentum crucis besorgt.

Auch noch eine weitere Schwierigkeit wurde durch Frugoni und seine Mitarbeiter aufgeklärt. Dieser Autor hat nämlich ohne allen Zweifel klar gezeigt, daß der allergische Zustand von einer Person auf die andere übertragbar ist.

Die erste derartige Beobachtung wurde von Ramirez gemacht. Er führte eine Bluttransfusion bei einem Mann aus, der bis zu jener Zeit überhaupt keine Zeichen von Asthma bronchiale gezeigt hatte. Nachdem der Patient das Spital verlassen hatte, stellte sich Überempfindlichkeit für Pferdeschuppen ein. Einatmung von Pferdeausdünstungen verursachte Asthmaanfälle; nachträglich wurde dann entdeckt, daß der Blutspender an Pferdeasthma litt. Dieser Fall schien zu beweisen, daß es möglich ist, den allergischen Zustand passiv zu übertragen. Coca allerdings glaubt, daß dieser Fall nicht ganz einwandfrei ist. Seiner Ansicht nach sei es nicht ganz bewiesen, daß der Patient, der die Bluttransfusion bekam, nicht eine latente Disposition für Asthma hatte und die Bluttransfusion hätte dann als ein nicht spezifischer Reiz wirken können. Außerdem hat derselbe Spender auch noch Blut für andere Patienten abgegeben, die nachher nicht allergisch geworden sind. Es ist nicht zu leugnen, daß in dieser Kritik einiges Wahre liegt. Dagegen bringen einige Fälle von Frugoni unleugbare Beweise.

Frugoni injizierte 68 ccm (2 ccm intramuskulär, 10 Minuten später 1 ccm intravenös, nach weiteren 10 Minuten 65 ccm intravenös) von einem Blutserum, welches von einem Falle von ausgesprochener Überempfindlichkeit gegenüber Kaninchenhaar stammte, in ein 12jähriges Kind, welches bei einer vorherigen Untersuchung keine Zeichen von Überempfindlichkeit gezeigt hatte. Hautreaktionen mit verschiedenen

Proteinextrakten waren vollständig negativ. Der Spender des Serums war hochempfindlich gegenüber Kaninchenhaar und zeigte eine ausgesprochene Reaktion auf Kaninchenserum. Am selben Tage wurde das Kind gebeten, mit einem Kaninchen zu spielen; das hatte zum Resultat, daß eine typische hämoklastische Krise, wie sie von WIDAL beschrieben wurde (siehe später), entstand. Erscheinungen einer Hautentzündung oder einer Reizung der Schleimhäute waren an diesem Tage noch nicht zu sehen. Aber 2 Tage später wurde das Kind in den Stall des Instituts gebracht, wo es wieder mit Kaninchen spielte. Nach 20 Minuten zeigte das Kind eine Rhinorrhöe, eine Hyperämie der Conjunctiva, Tränen, Husten und kleine Urticaciabläschen.

Auch BASTAI hat zeigen können, daß man durch intravenöse Injektion von Serum eines Allergikers die spezifische Allergie von Mensch auf Mensch übertragen kann. Die Person, bei der die Übertragung stattgefunden hat, wird zeitweise überempfindlich, ist aber, wie BASTAI ausdrücklich erwähnt, damit noch kein Asthmatiker geworden.

Interessant ist, daß sich kurz nach der Übertragung eine Eosinophilie entwickelt, die erst nach 3 Monaten wieder verschwunden ist.

Von besonderer Bedeutung ist die lokale passive Übertragung der Allergie von Mensch auf Mensch, die zuerst von PRAUSNITZ und KÜSTNER in einem Falle von Überempfindlichkeit gegenüber Fisch beobachtet ist. Wir wissen jetzt, daß dieser Versuch fast in jedem Falle von Allergie gelingt. Die Technik der PRAUSNITZ-Übertragung ist folgende: Es wird bei einer normalen Versuchsperson 0,1 ccm des Serums eines gegenüber einem bestimmten Allergen überempfindlichen Patienten injiziert. Nach einigen Stunden (oder später) wird in denselben Stichkanal 0,1 ccm der Allergenlösung injiziert. Es wird sich dann eine deutliche Quaddel zeigen. Die Übertragung ist spezifisch, d. h. Serum eines normalen Menschen wirkt nicht und das Serum eines Allergikers überträgt nur diejenige Überempfindlichkeit, die der Allergiker selbst auch besitzt. Die vorbehandelte Hautstelle bleibt bei der normalen Versuchsperson monatelang empfindlich. Nicht alle normalen Menschen eignen sich zu diesem Versuch gleich gut.

Neuerdings haben KREMER und Verfasser gezeigt, daß das Blut von Allergikern oft spezifische Bindungssubstanzen (eine Art Antiallergene) enthält. Auch in dieser Beziehung besteht also Übereinstimmung zwischen Anaphylaxie und Allergie.

Ad 4. COCA betont besonders die Tatsache, daß die Symptome der Allergie sich von denen der Anaphylaxie unterscheiden, andererseits aber den Erscheinungen der Arzneiidiosynkrasie ähnlich sind, während allgemein angenommen wird, daß nichteiweißartige Arzneimittel keine Anaphylaktogene sind. Nach COCAS Ansicht sind beide Tatsachen als Argumente gegen die Anaphylaxietheorie zu betrachten. Dieses Argument ist aber nicht zwingend. Denn die Symptome der Anaphylaxie zeigen tatsächlich bei verschiedenen Tierarten und bei Menschen große Unterschiede, entsprechend der verschiedenen Empfindlichkeit verschiedener Organsysteme. Außerdem ist nicht einzusehen, warum alle Anaphylaktogene genau dieselben Symptome verursachen sollen. Es scheint mir deshalb, daß eine gewisse Variation in den Symptomen durchaus nicht gegen die anaphylaktische Theorie spricht. Seine zweite Behauptung, daß nämlich Übereinstimmung zwischen den Symptomen der Allergie und der Arzneiidiosynkrasie herrscht, ist sicherlich wahr; aber man kann das auf mindestens zwei verschiedene Weisen erklären, ohne daß man damit die anaphylaktische Theorie anzugreifen braucht.

Wie oben (S. 4) bemerkt wurde, kann eine qualitative Überempfindlichkeit gegenüber Arzneimitteln durch die Gegenwart der Arzneimittel im Blute in „freiem" Zustande bewirkt sein, wobei das Arzneimittel in diesem Zustande nur als Verstärker für andere allergische oder anaphylaktische Reaktionen wirkt, die auch sonst im Körper vorhanden, aber bisher latent geblieben sind.

Eine andere Erklärung können uns die schönen Untersuchungen von LANDSTEINER geben. Dieser hat gezeigt, daß es möglich ist, künstliche Antigene hervorzurufen, indem man chemische Verbindungen der Proteine und Substanzen mit einer einfachen chemischen Konstitution z. B. Atoxyl herstellt. Wenn einem Tier eine chemische Verbindung aus Serumalbumin mit einer gewissen diazotierten aromatischen Aminosäure injiziert wird, dann erhält man ein Immunserum, welches spezifische Reaktionen mit anderen Proteinen gibt, die mit derselben Aminosäure verbunden sind, das dagegen keine Reaktionen gibt mit demselben Serumalbumin, welches mit anderen Aminosäuren in Verbindung gebracht ist. In diesem Falle ist also die Spezifität der Reaktionen nicht länger vom benutzten Eiweiß, sondern von der aromatischen Gruppe, mit welcher das Eiweiß verbunden war, abhängig. LANDSTEINER fand auch, daß nicht nur in Versuchen in vitro, sondern auch an lebenden Tieren Anaphylaxie unter ähnlichen Bedingungen zu erhalten war. Er konnte sogar mit dem nichteiweißhaltigen Teil der Verbindung spezifische Reaktionen auslösen. Sensibilisieren kann man damit aber ein Tier nicht, dazu ist die Bindung von Eiweiß offenbar nötig. LANDSTEINER nennt diese Substanzen, die nicht sensibilisieren, aber wohl die Reaktion auslösen können, Haptene. In Anbetracht dieser Resultate besteht die Möglichkeit, daß bei der Arzneimittelidiosynkrasie die Erscheinungen der Überempfindlichkeit nicht nur von dem zugeführten Arzneimittel, sondern hauptsächlich von der Art der Verbindung des menschlichen Eiweißes mit dem Arzneimittel, wobei das Eiweiß seine spezifischen Eigenschaften verloren hat, abhängt, wogegen aber die Arzneimittelfraktion über die Natur der Spezifität entscheidet.

In Übereinstimmung mit dieser Auffassung stehen die Resultate einer Untersuchung von Samson und Götz, denen es gelang, Meerschweinchen durch intraperitoneale Einspritzung mit einem Gemisch von eigenem (Meerschweinchen) Blut und Pyramidon zu sensibilisieren, wobei nachher sowohl durch intravenöse Injektion der Mischung als nach Injektion von Pyramidon allein Schock hervorgerufen wurde.

Es sind in dieser Beziehung die sehr interessanten Versuche von Doerrs Schüler Walthard über die Nickelidiosynkrasie zu erwähnen. Er pinselte Meerschweinchen täglich mit 1% Nickelsulphatlösung und sah nach einem Zeitintervall, das zwischen 14 und 21 Tagen schwankte, Hauterkrankungen auftreten, die als allergische Ekzeme aufzufassen waren. Wurde bei derartig sensibilisierten Tieren subcutan Nickelsalz eingespritzt, so heilte das Ekzem sehr schnell ab und durch weitere Applikation konnte kein neues Ekzem hervorgerufen werden, während bei den nicht subcutan gespritzten Tieren eine neue Pinselung der Haut (auch an entfernten Stellen) eine Aufflackerung des Ekzems hervorrief.

Es läßt sich sowohl die Arzneimittelallergie als die Allergie gegenüber anderen Stoffen (besonders Klimaallergenen) leichter verstehen, wenn man sich klar macht, daß in diesem Falle die Allergene den Haptenen Landsteiners ähnlich sind, d. h. es sind Substanzen, die zwar an sich nicht sensibilisieren können, die aber bei einer vorher — vielleicht durch Einwirkung einer Kombination Eiweiß + Allergen — sensibilisierten Person, die Reaktion auslösen können.

Übersieht man die bis jetzt besprochenen Tatsachen, so läßt sich nicht leugnen, daß Anaphylaxie und Allergie so viel Gemeinschaftliches haben, daß enge Beziehungen zwischen beiden Erscheinungen angenommen werden müssen. Wir stehen in dieser Beziehung jetzt auf ungefähr demselben Standpunkt wie Doerr. Auch Frugoni und Ancona haben sich kürzlich in ihrer ausgezeichneten Monographie über das Asthma im selben Sinne geäußert. Eine vollkommene Identität zwischen Anaphylaxie und Allergie kann aber nicht angenommen werden, schon weil die Bedingungen, worunter die beiden Zustände entstehen, so verschieden sind: Die Anaphylaxie wird an Tieren studiert, denen Proteine injiziert werden, und bei denen die Sensibilisierung oft schon durch ein oder zwei Injektionen erreicht wird. Wenn man Menschen artfremdes Eiweiß mehr als einmal injiziert, so können ganz analoge Erscheinungen, wie beim anaphylaktischen Schock der Tiere auftreten. In diesen Fällen besteht also eine vollständige Übereinstimmung in der Anaphylaxie zwischen Menschen und Tieren.

Bei den allergischen Krankheiten liegen aber die Verhältnisse anders. Daß die am häufigsten vorkommenden Allergene nicht mit Proteinen identifiziert werden dürfen, ist schon besprochen. Allergische Krankheiten können sowohl Personen befallen, die eine ererbte oder akquirierte

Disposition haben, als auch Personen, die vorher vollständig normal gewesen sind. In diesen Fällen zeigt sich aber die Sensibilisierung gegenüber den Allergenen meistens erst nach langem, beständigem Kontakt mit diesen Substanzen unter Bedingungen, die den Eintritt der Allergene in die Haut oder in die Schleimhäute erleichtern. Diese „erleichternden Bedingungen" sind: a) eine zeitweilig verminderte Resistenz der Haut oder der Schleimhäute (Ekzem, Bronchitis, Conjunctivitis, Rhinitis, Darmgeschwüre, Darmoperationen usw.) oder b) die Gegenwart einer irritierenden Substanz, die in — oder verbunden mit Allergenen vorkommt (Emetin in Ipecacuanha, Ricin, histaminähnliche Substanzen in Pollen, Paraphenylendiamin in den Fällen von CURSCHMANN). Wenn beide Bedingungen vorhanden sind, wie in den oben erwähnten Fällen von ANCONA (infiziertes Getreide), so ist jeder Mensch empfindlich für allergische Krankheiten. Wenn die erleichternden Bedingungen weniger stark vorhanden sind, so werden nur einige Menschen die Krankheit bekommen. Endlich werden, wenn starke Disposition existiert (z. B. wenn die Haut oder die Schleimhäute leicht durchgängig sind), auch nicht irritierende Substanzen, wie Eiereiweiß, eine allergische Sensibilisierung verursachen können. In vielen von diesen Fällen ist die Ähnlichkeit mit der tierischen Anaphylaxie auffallend und Unterschiede können leicht durch die Tatsache erklärt werden, daß bei Tieren die Sensibilisierung durch die Injektionen eingeleitet wird, bei Menschen dagegen durch einen beständigen Kontakt. Wenn diese Auffassung richtig ist, so ist es weiter nicht überraschend, daß Versuche, in welchen die Sensibilisierung durch Inhalation von getrocknetem Serum, Pollen oder Pferdeschuppen bei Tieren versucht wurde, häufig keine Resultate hatten, weil die Haut und die Schleimhäute der Tiere nicht durchgängig für die Proteine waren; und ebensowenig wird es erstaunlich sein, daß manchmal positive Resultate erhalten wurden, wie z. B. in den Versuchen von ARLOING an tuberkulösen Tieren und in unseren oben erwähnten Versuchen an kranken Meerschweinchen. Ferner muß man erwarten, daß auch mit normalen Tieren positive Resultate erreicht werden, wenn die Versuche mit einem Material gemacht werden, welches irritierende Substanzen enthält. Daß das tatsächlich der Fall ist, wird in einem späteren Kapitel dieses Buches ausführlich beschrieben werden.

Alle diese Beobachtungen lassen die Tatsache bestehen, daß in Ausnahmefällen nicht nur die Disposition, sondern auch schon die spezifische Überempfindlichkeit gegen Arzneimittel oder Eiweißsubstanzen angeboren ist. Wenn wir bei der anfänglich gegebenen Definition der Anaphylaxie bleiben, dann muß man diese Fälle sicher von der Anaphylaxie abtrennen. Jedenfalls geht hieraus hervor, daß in der Ätiologie der allergischen Krankheiten zumindest ein Hauptfaktor vorhanden ist, den wir noch nicht kennen. Es ist übrigens nicht sicher, daß es nur einen solchen unbekannten Faktor gibt. In den Fällen ererbter Disposition spielt zweifellos die Empfindlichkeit der Haut und der Schleimhäute eine Rolle, aber wir sind weit davon entfernt, damit die Disposition vollständig erklären zu wollen. Es ist wohl möglich, daß bei Personen mit erblicher Disposition die Fähigkeit der Immunisierung gegen artfremdes Eiweiß zu schwach entwickelt ist; außerdem können schließlich noch andere interne Faktoren existieren, welche diese Menschen anaphylaktisch machen.

III. Die Feststellung des kausalen Agens der allergischen Anfälle.

a) Heufieber.

Das Problem liegt beim Heufieber ziemlich klar. Überempfindlichkeit der Schleimhäute von Conjunctiva, Nase und Rachen, gegenüber Pollen, geht immer zusammen mit einer Überempfindlichkeit der Haut, wiewohl das Verhältnis zwischen der Intensität der Empfindlichkeit der verschiedenen Organe von Fall zu Fall wechseln kann.

Wenn man bei einem Heufieberpatienten eine kleine Hautscarification macht (ähnlich wie bei der v. PIRQUET-Probe), darauf eine kleine Menge Pollen bringt und mit Kochsalzlösung befeuchtet, so entsteht nach 5—10 Minuten eine deutliche urticariaähnliche Quaddel. Man kann selbstverständlich auch auf die Scarification einen Tropfen einer Stammlösung von Pollen geben. Wir ziehen letztere Methode vor.

Eine intracutane Injektion mit einer stark verdünnten Stammlösung verursacht ebenfalls eine Quaddel. Eine intracutane Injektion mit unverdünnter Stammlösung soll aber vermieden werden, weil unangenehme — und sogar gefährliche — Allgemeinreaktionen darauf folgen können. Es braucht kaum gesagt zu werden, daß eine Diagnose der Pollenüberempfindlichkeit auch gestellt werden kann, indem man kleine Quantitäten von Pollen oder Pollenextrakten auf die Conjunctiva gibt. Diese Methode ist sogar noch sicherer, weil die Reaktion der Conjunctiva auf verschiedene Arten von Pollen mehr spezifisch ist als die Hautreaktion. Da aber die Hautreaktionen leichter zu machen und auch dem Patienten weniger unangenehm sind, so wird im allgemeinen dieser Weg der Diagnose gewählt.

Die Anzahl der verschiedenen Arten von Pollen, welche fähig sind, Heufieber zu verursachen, ist sehr groß. In den meisten Fällen genügt es aber, eine kleine Anzahl von Proben zu machen. Das frühe Heufieber (Ende Mai, Juni, Anfang Juli) wird meistens von Pollen und Gräsern oder einer der Getreidearten verursacht. Eine scharfe Differenzierung ist dabei meistens nicht notwendig, weil diese Formen meistens durch Injektion mit einer Mischung, die die Pollen der wichtigsten Gräser enthält, therapeutisch beeinflußt werden können. In manchen Fällen aber ist eine genauere Diagnose unentbehrlich, so daß man über einen ziemlich großen Vorrat verschiedener Pollen verfügen muß.

BENJAMINS hat für Holland die Gräser bestimmt, welche für das Heufieber von Bedeutung sind. Die zwanzig wichtigsten sind:

1. Festuca rubra	11. Phleum pratense
2. Arrhenaterum elatius	12. Agrostis alba
3. Holcus lanatus	13. Avena flavescens (Hafer)
4. Secale cereale (Roggen)	14. Poa trivialis
5. Alopecurus pratensis	15. Phalaris arundinacea
6. Lolium perenne	16. Molinea coerulea
7. Cynosurus cristatus	17. Anthoxanthum odoratum
8. Triticum repens	18. Glyceria spectabilis
9. Dactylis glomerata	19. Bromus mollis
10. Poa pratensis	20. Hordeum secalinum.

Eine Übersicht der Gräser und Blumen, welche in der Lombardei als Heufiebererreger von Bedeutung sind, gibt GIANI.

Für Deutschland wird die Reihenfolge natürlich anders sein müssen, aber in der Hauptsache werden da wohl dieselben Gräser in Betracht kommen als in Holland. Die Therapie mit den auf unsere Verhältnisse eingestellten Lösungen gab uns bei deutschen Heufieberkranken den gleichen Erfolg wie bei den Holländern. FARMER LOEB und PETON bekamen in Berlin gute Resultate mit einer Mischung von Pollen folgender fünf Gräser: Poa pratensis, Dactylis glomerata, Phleum pratense, Agrostis alba und Anthoxanthum odoratum.

Eine spezifische Diagnose mit all den genannten Gräserpollen ist meistens nicht nötig, und es genügt, die Reaktion auf einige der wichtigsten Gräser zu untersuchen und außerdem festzustellen, ob auch Überempfindlichkeit gegenüber Roggen-, Weizen- und Haferpollen besteht. Eine Untersuchung mit Phleum pratense (Thimotee) soll nie unterlassen werden, weil COCA und Mitarbeiter festgestellt haben, daß eine Desensibilisierung mit Phleumpollen auch gegenüber verschiedenen anderen Gräserpollen desensibilisiert, während das Umgekehrte nicht immer der Fall ist. Für die Therapie ist dies natürlich wichtig.

Für das Spätheufieber (August—September) müssen die Pollen von gewissen Blumen benutzt werden und natürlich ist die Auswahl des Materials viel größer als in den Frühfällen. Trotzdem ist es nicht nötig, die Hautreaktionen mit allen Arten von Pollen zu bestimmen, die in Betracht kommen können, da die meisten Patienten gegenüber mehr als einer Pollenart überempfindlich sind und häufig die Behandlung mit einer Pollenart auch die Überempfindlichkeit gegenüber anderen Pollen beeinflußt. Gewöhnlich wird es genügen, wenn man Reaktionen mit Kreuzwurz, Goldrute, Chrysanthemum, Dahlia und Astern macht. In seltenen Fällen ist eine mehr spezifische Diagnose nötig. Dann muß man eine größere Anzahl von Pollen untersuchen und oft wird der Patient selbst angeben müssen, welche Blumen in der Nähe seiner Wohnung blühen; die betreffenden Pollen können dann geprüft werden. In den — ziemlich seltenen — Fällen, in denen die Heufieberpatienten bei uns schon Anfang April über Beschwerden klagen, kommen Zwiebelgewächse, meistens Hyazinthen oder Narzissen als Ursache in Betracht.

b) Ursächliche Faktoren des Asthmas und anderer allergischer Krankheiten.

Viel komplizierter liegen die Verhältnisse für das Asthma und die anderen allergischen Krankheiten.

Es kommen hauptsächlich folgende Gruppen von Allergenen in Betracht.

Gruppe I. Produkte der tierischen Haut, z. B. Pferdehautschuppen, Katzenhaar, Gänsefedern.

Gruppe II. Nahrungsmittel, z. B. Eier, Milch, Schweinefleisch.

Gruppe III. Arzneimittel.

Gruppe IV. Bakterienprodukte (bakterielle Sensibilisierung).

Gruppe V. Klimaallergene.

Frugoni und Ancona unterscheiden weiter noch Ausdünstungen von Pflanzen (mit Ausnahme von Pollen) und Verbrennungsprodukte (z. B. von Holz oder gebackenem Fisch). „Hausstaub“ und „Parasiten“, welche sie gesondert erwähnen, bringen wir bei den „Klimaallergenen“ unter.

Bei der Anamnese von Allergikern muß sehr eingehend nach möglichen Krankheitsursachen aus den angegebenen Gruppen gefahndet werden. Folgendes Schema, das Verfasser auch bei seinen Ärztekursen[1] verwendet, kann nützlich sein.

Schema:

Patient Nr.:............Name:.................................... Alter:..............

Beruf:........................ Beruf des Vaters. Kommen Tierhaare in Betracht? Packmaterial (Milben!), Kolonialwaren (Milben), Getreide, getrocknete Früchte (Milben). Landbauer (Tiere, Getreide, Milben), Metzger (Schweinefleisch!).

Wohnung: feuchte Wohnung, Sand- oder Lehmboden, in andere Wohnung umgezogen, wann? Teppiche, Tierfelle auf Boden, Tierställe in der Nähe? Beruf der Nachbarn?

Bett: Matratzen, Bettdecken, wann neugekauft?

Tiere: Katzen (wichtig), Hunde (weniger wichtig), Kaninchen, Vögel, Hühner [Milben im Futter!], Pferde, Kühe, Mäuse (?).

Familie: Allergische Krankheiten, Tuberkulose, Lues in Familie?

Persönliche Anamnese: Milchschorf in der Jugend, Ekzeme, Urticaria, häufig Bronchitiden? Wann erster Anfall? War Wohnungswechsel oder Änderung des Bettes vorangegangen oder Tiere ins Haus genommen? Frequenz der Anfälle. Zwischen den Anfällen **ganz** frei? (nicht morgens etwas Pfeifen?) — Anfälle in der Nacht oder am Tag. Niesen, Husten, Urticaria? Einfluß des Berufs? Einfluß der Wohnörter bekannt? Im Hochgebirge gewesen? Einfluß psychischer Faktoren, besonders beim ersten Anfall.

---

[1] Es wird jedes Jahr in der Pfingstwoche ein Ärztekursus in deutscher Sprache im Pharmako-Therapeutischen Institut der Universität Leiden gehalten, wobei außer dem Verfasser und seinen Assistenten auch einige ausländische Dozenten mitarbeiten.

Wiewohl in bestimmten Fällen durch richtig aufgenommene Anamnese die Ursache der allergischen Krankheit gefunden werden kann, wird es in den meisten Fällen nötig sein, die Anamnese durch eine objektive Untersuchung des Patienten zu ergänzen. Die einfachste Methode ist natürlich die Applikation des inkriminierten Allergens und die Feststellung, ob danach ein Anfall folgt. Bei Überempfindlichkeit gegenüber Produkten der Katzenhaut wird man z. B. den Patienten Staub von der Katzenhaut einatmen lassen. Im Prinzip ist diese Methode die einfachste, in der Praxis aber selten durchführbar, deshalb wird man sich in vielen Fällen so helfen müssen, daß man die Empfindlichkeit der Haut des Patienten untersucht. Diese Methode fordert eine genauere Besprechung.

Die Hautprobe kann auf zwei verschiedenen Wegen angewendet werden, nämlich als Hautscarificationsprobe und als intradermale Reaktion.

Hautscarificationsproben wurden von SCHLOSS empfohlen und kamen durch die Arbeiten von CHANDLER WALKER in allgemeinen Gebrauch. Die Technik ist ähnlich wie beim Heufieber (S. 28). Es empfiehlt sich, stets mit den flüssigen Extrakten zu arbeiten[1]. Die Herstellung dieser Extrakte ist relativ einfach: Zu 1 g des Ausgangsmaterials werden 100 ccm physiologischer Kochsalzlösung zugefügt und einige Stunden bei Zimmertemperatur stehengelassen. Dann wird durch Papier, danach durch BERKEFELD-Filter filtriert und Phenol zugesetzt, so daß die Lösung $^1/_2$% davon enthält. Es gibt auch kompliziertere Verfahren, aber diese einfache Methode genügt, weil die Allergene sehr gut wasserlöslich sind und ein erschöpfender Auszug aus dem Ausgangsmaterial nicht nötig ist.

Für die intracutane Reaktion werden die flüssigen Extrakte oder Verdünnungen derselben in physiologischer Kochsalzlösung benutzt. Es wird 0,1 ccm Flüssigkeit mit einer feinen Nadel in die Haut injiziert. Diese Injektion verursacht nahezu immer eine kleine Quaddel, die nach 15—30 Minuten verschwindet, wenn inaktives Material injiziert wurde. In Fällen von Überempfindlichkeit der Haut wird diese Quaddel größer und bleibt länger bestehen als jene, die durch die Kontrollinjektion mit gewöhnlicher NaCl-Lösung verursacht wird. Da diese Hautreaktionen durchaus nicht gefahrlos sind, muß große Vorsicht darauf verwendet werden, daß die richtige Verdünnung des Extraktes für diese Proben benutzt werde.

Es wird nun zu besprechen sein, welchen Wert die Hautreaktionen für die Diagnose der allergischen Krankheiten haben. Die verschie-

[1] Die Sächsischen Serumwerke bringen diagnostische und therapeutische Extrakte in den Handel, deren Wirksamkeit in Verfassers Institut und Klinik kontrolliert wird.

denen Autoren haben bezüglich dieser Frage die verschiedensten Auffassungen. Es gibt Untersucher, die diesen Reaktionen fast jeden Wert abstreiten, und andere, die sie als entscheidend für die Diagnose der Allergie betrachten. Die Besprechung dieser Sache wird erleichtert, wenn man sie in die folgenden drei Fragen spaltet:

1. Kann man durch Hautreaktionen eine Überempfindlichkeit der Haut diagnostizieren?

2. Kann man aus einer Überempfindlichkeit der Haut auf eine Überempfindlichkeit anderer Organe (und vice versa) schließen?

3. Kann in Fällen, wo eine positive Hautreaktion mit einer Überempfindlichkeit anderer Organe zusammen geht, angenommen werden, daß das betreffende Allergen als kausaler Agens der Anfälle in Betracht kommt?

1. Überempfindlichkeit der Haut. Wiewohl manche Asthmatiker lebhafte vasomotorische Reaktionen zeigen und eine gewisse allgemeine Labilität des vegetativen Systems aufweisen, kommt ihnen doch nicht eine allgemeine gesteigerte Empfindlichkeit der Haut auf physikalische oder chemische Reize zu. Auf intracutane Injektion von Histamin oder Pepton reagieren sie z. B. meistens nicht stärker als Normale. Es gibt Asthmatiker mit einer leicht reagierenden Haut. Das kommt aber auch bei vielen Nichtallergikern vor. Eine Reihe von Asthmatikern hat eine derbe, harte, wenig reaktionsfähige Haut, die gegen Injektionen refraktär zu sein scheint. Sobald man aber mit dem spezifischen Allergen einspritzt, zeigt sich manchmal doch eine starke Reaktion. Jeder Allergiker hat sein eigenes Allergen (oder seine eigenen Allergene), gegenüber welchen seine Haut empfindlich ist, und die Überempfindlichkeit ist spezifisch. Nur muß beachtet werden, daß eine Überempfindlichkeit der Haut erst dann diagnostiziert werden kann, wenn vorher festgestellt ist, daß die gebrauchte Lösung in der verwendeten Menge bei nichtallergischen Patienten keine Reaktion gibt.

Dieser Punkt ist nicht immer genügend berücksichtigt worden, und das erklärt größtenteils die Differenzen zwischen den Resultaten verschiedener Untersucher.

Das Ausgangsmaterial des Allergenextraktes wird öfters — neben Allergenen — Substanzen enthalten, die in bestimmten Konzentrationen nicht nur bei Asthmatikern, sondern auch bei Normalen positive Reaktionen hervorrufen. Folgendes Beispiel möge dies veranschaulichen. Wenn man einen Extrakt von Schuppen der menschlichen Haut macht, so wird dieser Extrakt meistens nur bei Allergikern und nicht bei Normalen eine Hautreaktion geben. Läßt man aber die Hautschuppen, ehe sie extrahiert werden, einige Zeit liegen, so wird der Extrakt starke Reaktion auch bei Normalen hervorrufen. Durch Zersetzung des eiweißhaltigen Materials haben sich offenbar Substanzen vom Pepton- oder Histamintypus gebildet. Ähnliches kann bei vielen anderen Extrakten vorkommen, und so muß für jeden Extrakt, der für die Diagnose allergischer Kranken gebraucht werden soll, die Anforderung gestellt werden, daß er bei Normalen nicht reagiert. Bei der diesbezüglichen Prüfung wird man sich damit begnügen müssen, daß die Extrakte bei zehn Normalen nur eine (oder keine) positive Reaktion hervorrufen. Es wird oft vorkommen, daß es nicht gelingt, einen Extrakt herzustellen, der diesen Anforderungen entspricht, weil eben das Ausgangsmaterial unrein ist. Man kann dann versuchen, durch Ultrafiltration oder Dialyse die Extrakte zu verbessern, wobei man sich auf die Tatsache stützt, daß die Allergene in kolloidalen Lösungen vorhanden sind und man sie also von allen nichtkolloidalen Verunreinigungen befreien kann. Enthält die Lösung aber auch kolloidale Verunreinigungen, so kann man die Extrakte nur verbessern, indem man sie mit physiologischer Kochsallösung so lange verdünnt, bis sie bei Normalen nicht reagieren. Bei Benutzung der intracutanen Methode spielen die Verunreinigungen eine viel größere Rolle, als bei der cutanen.

Nimmt man auf diese Punkte Rücksicht, so ist die positive Reaktion des Asthmatikers ein Beweis, daß seine Haut eine *spezifische Überempfindlichkeit* besitzt. *Überempfindlich* ist er, weil Nichtallergiker nicht reagieren, *spezifisch* ist die Reaktion, weil — wiewohl multiple Reaktionen vorkommen — jeder Asthmatiker eine Anzahl negative Reaktionen zeigt gegenüber Substanzen, welche bei anderen Allergikern positiv reagieren.

Die Frage, ob cutan oder intracutan geimpft werden soll, braucht hier nur sehr kurz erwähnt zu werden. Die intracutane Reaktion stellt ein sehr viel feineres Reagens dar als die cutane. Bei dem Suchen nach dem kausalen Agens der Anfälle kann das ein Nachteil sein, das kommt unten noch zur Sprache. Für die Feststellung der Überempfindlichkeit der *Haut* ist eine feine Reaktion vorteilhaft, wenn nur Lösungen gebraucht werden, die bei Normalen nicht wirken.

2. Zusammenhang zwischen Überempfindlichkeit der Haut und Überempfindlichkeit anderer Organe. Die Allergie zeigt sich hauptsächlich an fünf verschiedenen Organsystemen: 1. der Haut; 2. den Schleimhäuten von Augen, Nase und Rachen; 3. den Atmungsorganen (zentral oder peripher); 4. den Zirkulationsorganen (zentral oder peripher); 5. dem Magen-Darmtractus[1].

In schweren Fällen von allergischem Schock können *alle* Systeme mitreagieren, meistens aber äußert sich die Überempfindlichkeit nur

[1] Die Beziehung von Migräne, Epilepsie, QUINCKES Ödem und einigen anderen Zuständen zur Allergie werden, weil dabei die Verhältnisse noch schwer zu übersehen sind, hier außer Betracht gelassen.

an einigen Gruppen. Es kommen dabei verschiedene Kombinationen vor und es wäre schon a priori unwahrscheinlich, daß an jeder Kombination sich auch die Haut beteiligen sollte. Andererseits hat die Erfahrung gelehrt, daß bei der Allergie sehr oft die Haut mit betroffen ist. Wir müssen nun folgende zwei Fragen auseinanderhalten: Beweist eine positive Hautreaktion, daß auch andere Organe allergisch sind, und schließt eine negative Hautreaktion die Allergie aus?

Wir werden diese Fragen für die verschiedenen Allergengruppen zu beantworten suchen.

3. Produkte der tierischen Haut. Es ist Verfasser kein Fall bekannt, daß ein ausgesprochenes, durch diese Produkte hervorgerufenes Asthma (oder vasomotorische Rhinitis) nicht von einer deutlichen Hautreaktion begleitet gewesen wäre. Umgekehrt bedeutet eine schwache oder mittelstarke Hautreaktion nicht immer, daß auch durch Inhalation des Ausgangsmaterials, z. B. Pferdehautschuppen, ein Asthma oder ein Rhinitisanfall auszulösen wäre. Eine starke Hautreaktion hat aber immer diagnostische Bedeutung. Es fragt sich nun, wann die Hautreaktion als schwach oder als stark betrachtet werden muß. Da muß die Erfahrung mitsprechen, die ein jeder sich am besten mit selbst hergestellten Extrakten sammeln kann. Wie wir schon früher nachdrücklich betont haben, ist die chemische Zusammensetzung der Allergene unbekannt. Bestimmung des N-Gehaltes der Allergenextrakte, wie das von amerikanischen Autoren empfohlen ist, gibt also keinen Anhalt für die Stärke. (Diesen Punkt haben wir in einer besonderen Arbeit ausführlich besprochen, Storm van Leeuwen [7].)

Genaue Standardisierung an überempfindlichen Menschen ist kaum möglich, weil die Intensität der Überempfindlichkeit von Individuum zu Individuum und sogar bei denselben Menschen zu verschiedenen Zeiten verschieden ist[1]. Die Beurteilung der Stärke der Extrakte und die Deutung der erhaltenen Reaktionen wird also nur auf Grund von Erfahrung gemacht werden können. Wenn ein von uns frisch hergestellter unverdünnter Extrakt von Tierhaaren bei Applikation auf einer Hautscarification eine deutliche Quaddel gibt, so ist nach der Erfahrung unseres Institutes mit Sicherheit zu sagen, daß auch die Atmungsorgane des Patienten überempfindlich sind. Gibt die 1:100-Verdünnung von unserem Extrakt intracutan eingespritzt eine sehr große Quaddel mit pseudopodienähnlichen Ausläufern und mit deut-

[1] Die Sächsischen Serumwerke werden Extrakte in den Handel bringen, welche im Institut und in der Klinik des Verfassers eingestellt und auf ihre Wirkung kontrolliert werden. Diese Extrakte sind nur brauchbar, wenn genau die beigegebene Gebrauchsanweisung befolgt wird. Die Angaben bezüglich Intensität und Deutung der verschiedenen Reaktionen gelten also nur für diese Extrakte und nicht für andere.

lichem Hautjucken, so ist ebenfalls Überempfindlichkeit der Atmungsorgane sicher. Bekommt man aber nur eine mittelmäßige Quaddel nach intracutaner Einspritzung des 1:10 verdünnten oder sogar des unverdünnten Extraktes, so ist das Resultat unsicher. Ist die Hautreaktion mit den letztgenannten Extrakten ganz negativ, so ist der Patient — mit einer unten zu besprechenden Einschränkung — für das injizierte Material nicht überempfindlich. Es ist aber sehr gut möglich und sogar wahrscheinlich, daß ein anderer Untersucher, der mit anders hergestellten Extrakten arbeitet, ein — quantitativ — verschiedenes Kriterium verwenden muß.

Wie die Tierhaarextrakte verhalten sich auch Extrakte aus anderen Substanzen, z. B. Mehl, welche in der Einatmungsluft vorkommen können.

Bei der Arzneimittelidiosynkrasie läßt die Hautreaktion fast völlig im Stich. Eine negative Hautreaktion sagt dabei nichts, die positive Reaktion (wie das bei Chinin vorkommt) soll zur Vorsicht mahnen.

Überempfindlichkeit gegen Nahrungsmittel kann mit enorm gesteigerter Empfindlichkeit der Haut zusammengehen, besonders in den Fällen, wo die allgemeinen allergischen Erscheinungen sich unmittelbar nach der Nahrungsaufnahme zeigen. Das ist z. B. bei Überempfindlichkeit gegenüber Eiern, Milch, Erdbeeren, verschiedenen Weinsorten und Früchten der Fall.

In Fällen, wo die allergischen Erscheinungen erst einige Stunden nach der Mahlzeit auftreten, sind die Hautreaktionen oft negativ. Wahrscheinlich liegt dann eine Überempfindlichkeit gegenüber den Spaltprodukten der Nahrungsmittel vor. Bei Urticaria, welche regelmäßig nach jeder Mahlzeit auftritt — mitunter monatelang —, habe ich fast nie eine positive Hautreaktion finden können, wiewohl Peptontherapie fast sofort Heilung brachte. Andererseits ist es uns wiederholt gelungen, eine Überempfindlichkeit gegenüber Fleisch (Schweinefleisch) und Milch durch Hautreaktionen nachzuweisen, auch da, wo der Patient sich dieser Allergie vollkommen unbewußt war.

Überempfindlichkeit gegenüber Nahrungsmitteln (und deren Spaltungsprodukten) mit negativer Hautreaktion kommt also öfters vor. Umgekehrt wird eine stark positive Hautreaktion meistens mit einer Überempfindlichkeit anderer Organsysteme zusammengehen. Auch hier muß bei der Schätzung, ob die Empfindlichkeit der Haut stark oder schwach ist, die Erfahrung mitsprechen. Manche unserer Asthmatiker zeigen z. B. eine Hautreaktion auf Milch in der Verdünnung 1:10 (intracutan), ohne daß wir irgendeine schädliche Wirkung von Milch nachweisen können. Reagiert aber ein Patient sehr stark auf die Verdünnung 1:100 und deutlich auf 1:1000, so ist es beinahe sicher, daß er Milch nicht verträgt. Nach unserer Erfahrung hat also die positive Reaktion auf Milch 1:1000 eine große Bedeutung; andererseits kenne ich zwei Fälle von starker Überempfindlichkeit gegenüber Milch mit negativer Reaktion.

Nach unserer Erfahrung soll man die Hautreaktionen mit Nahrungsmittelextrakten nicht vernachlässigen, aber doch die erhaltenen Resultate immer an dem Patienten durch Zufügung bzw. Weglassen der Nahrungsmittel kontrollieren.

IV. Klimaallergene.

Unter Klimaallergenen verstehen wir Allergene, deren Anwesenheit von Klimaeinflüssen (Feuchtigkeit!) abhängig ist (siehe später). Es sind fast ausschließlich Zersetzungsprodukte von tierischen oder pflanzlichen Mikroorganismen (Milben, Schimmelpilzen, Hefen, Bakterien), welche in der Einatmungsluft in Häusern oder auch in der Außenluft schweben. Einige dieser Allergene sind bekannt, man kann sie auch (z. B. durch Infektion von Getreide mit bestimmten Schimmelpilzarten) herstellen.

Auch hier haben die Extrakte nur Wert, wenn die Wirksamkeit an einem großen Material von Allergikern geprüft und kontrolliert ist und genaue Vorschriften für die Anwendung bestehen[1].

Stark positive Reaktionen mit Klimaallergenen sind wohl fast immer ein Beweis der allgemeinen Überempfindlichkeit, schwächere Reaktionen sind schwer zu deuten. Die negative Reaktion zeigt (mit einer unten zu erwähnenden Einschränkung), daß dieses Allergen nicht wichtig für den Patienten ist. Es schließt aber die Klimaallergie nicht aus, weil wir noch nicht alle Klimaallergene kennen.

Hautreaktionen mit Bakterienvaccinen haben nur einen beschränkten Wert, weil auch normale, d. h. nichtallergische Personen oft reagieren. Es wird auch immer schwer sein, die Vaccine von pepton- und proteinartigen Substanzen des Nährbodens zu trennen.

Oben ist schon einige Male erwähnt, daß eine negative Hautreaktion auf Tierhaare und Klimaallergene die Allergie praktisch ausschließt. Es kommt aber vor, daß die Hautreaktion negativ ist und trotzdem der Patient auf die diagnostische Intracutanimpfung mit schweren Allgemeinerscheinungen reagiert. Wir haben das einige Male erlebt, aber immer nur bei Personen, die sich schon seit einigen Tagen in einem schweren Status asthmaticus befanden. Bei derartigen Patienten muß man also besonders vorsichtig sein.

Kann in Fällen, wo eine positive Hautreaktion mit einer Überempfindlichkeit anderer Organe zusammengeht, an-

[1] Die Sächsischen Serumwerke bringen eine Anzahl derartiger Klimaallergene in den Handel.

genommen werden, daß das betreffende Allergen als kausales Agens der Anfälle in Betracht kommt?

Diese Frage muß weniger auf Grund von medizinischen Überlegungen, als auf der Basis eines allgemein logischen Gedankenganges beantwortet werden. Einige Beispiele mögen das verdeutlichen.

Wenn ein Patient stark überempfindlich ist gegenüber Pferdehautschuppen und nur schwach auf einen Extrakt von Federn aus Kopfkissen (die allergenhaltig sind) reagiert, so kann man als sicher annehmen, daß der Patient heftige Anfälle haben wird, wenn er öfters in Pferdeställe kommt. Es handelt sich dann um einen Fall von „Pferdeasthma". Kommt er aber nie mit Pferden in Berührung und hat er eine Matratze oder ein Kopfkissen, das reichlich Allergene enthält, so wird er dadurch z. B. jede Nacht Anfälle haben. Der Patient ist dann eigentlich kein „Pferdeasthmatiker". Die starke Hautreaktion auf Pferdehautschuppen hat dann keine ätiologische Bedeutung, während die schwache Reaktion auf Federallergene entscheidend ist.

Aus Obenstehendem geht hervor, daß eine positive Hautreaktion nicht immer beweisend für die Allergie ist, daß die negative Reaktion nicht immer die Allergie ausschließt. Muß man deshalb der Hautreaktion jeden Wert absprechen?

Wer das tun will, muß bedenken, daß die Wassermannsche Reaktion auch nicht immer die richtige Antwort gibt, daß das Fehlen von Eiweiß im Harn nicht immer Nephritis ausschließt und das Vorkommen von Eiweiß nicht immer das Vorhandensein einer Nephritis beweist.

Die Methode der Hautreaktionen hat für die Diagnose der Allergie und für den Nachweis des kausalen Agens keinen absoluten Wert, und in Händen von Ungeübten ist sie sehr wenig zuverlässig; das teilt sie mit fast allen anderen diagnostischen Methoden, sogar mit dem Nachweis von Zucker oder Eiweiß im Urin.

Die Methode der Hautreaktionen kann aber den erfahrenen Arzt in manchen Fällen in den Stand setzen, die Diagnose der Allergie gegenüber einem bestimmten Allergen mit ebenso großer Sicherheit zu stellen oder zu verwerfen, wie z. B. der Ausfall der Wassermannreaktion die Lues ausschließen oder wahrscheinlich machen kann.

a) Diagnostische Reaktionen mit Extrakten von Menschenhautschuppen.

Vor einigen Jahren fanden wir im Laufe von Untersuchungen über die Empfindlichkeit von Asthmatikern gegenüber Produkten der tierischen Haut, daß fast alle Allergiker auf intracutane Injektionen von 0,1 ccm eines Extraktes von Schuppen der menschlichen Haut reagieren, während Normale fast nie eine Reaktion zeigen. Die Extrakte werden wie bei den gewöhnlichen Epidermisprodukten bereitet. Es sei aber be-

bemerkt, daß nicht alle Extrakte, welche in dieser Weise hergestellt werden, brauchbar sind, es kommt nämlich vor, daß sie (besonders wenn das Ausgangsmaterial zu lange aufbewahrt wird) Substanzen enthalten — vermutlich Zersetzungsprodukte von Eiweiß —, welche auch bei normalen Menschen eine Reaktion geben. Oft kann man durch Dialyse oder Ultrafiltration diese störenden Substanzen entfernen, dieses gelingt aber nicht immer, und dann muß der Extrakt verworfen werden. In letzterer Zeit gebrauchen wir zur Herstellung dieses Extraktes Schuppen der Haut von Armen und Beinen von Menschen und verwenden die Schuppen unmittelbar zur Extraktbereitung, dadurch kommen die Reaktionen bei Normalen viel weniger oft vor.

Die Hauptschwierigkeit bei den Menschenhautschuppen war also früher, daß sie zu viele und also auch nichtspezifische Reaktionen gaben. Das ist auch die Erfahrung von Rost und von anderen, die mit diesen Extrakten arbeiteten. Merkwürdig ist daher, daß Klewitz an einem großen Material in Königsberg kaum positive Reaktionen mit unserem Extrakt sieht. Wir haben schon früher darauf hingewiesen, daß die Reaktion auf Menschenhautschuppen vielleicht eine Reaktion auf Hausstaub oder auf Produkte von Mikroorganismen, welche auf der menschlichen Haut leben, sein könnte. Wenn das zutrifft, wäre vielleicht erklärbar, daß Klewitz in einem anderen Land andere Resultate erhält; allein dagegen spricht 1., daß wir bei einer Reihe von ausländischen Patienten (darunter Deutschen) auch positive Reaktionen erhielten, und 2., daß die Extrakte von der Haut des Armes und Beines, wo sicher ein viel geringeres Wachstum von Mikroorganismen vorkommt, ebenso stark wirksam waren als die der Kopfhautschuppen. Am wahrscheinlichsten ist also, daß Klewitz eine andere Technik oder eine andere Deutung der Hautreaktion benutzt.

Wir beschreiben hier noch einmal genau unsere Technik.

Von der Stammlösung des Menschenhautschuppenextrakts wird 0,1 ccm intracutan in die Vorderseite des Unterarms und an der symmetrischen Stelle des anderen Armes 0,1 ccm einer 0,9%igen physiologischen Kochsalzlösung (0,5% Phenol enthaltend) eingespritzt. Wenn die nach Schuppenextrakt entstehende Quaddel deutlich größer ist als die Kontrolle und ihre Wirkung länger anhält, so ist die Reaktion positiv.

Wenn genau nach dieser Vorschrift gearbeitet wird, so findet man die Reaktion bei etwa 90% der Allergiker positiv, und bei weniger als 10% der Normalen positiv. Bei der Kontrolle unserer Stammlösung stellen wir die Bedingung, daß die Extrakte bei zehn Allergikern mindestens neunmal und bei zehn Normalen höchstens einmal positiv ausfallen.

Klewitz und Wigard geben an, daß sie bei einer Reihe von Asthmatikern die Reaktion mit Menschenhautschuppen nur selten positiv fanden, sogar in Fällen, wo andere Reaktionen negativ waren. Sie meinen, daß der Unterschied zwischen ihren Befunden und den unserigen dadurch zu erklären sei, daß die holländischen Patienten anders reagieren als die deutschen. Letzteres wäre nicht unmöglich. Wir machten bis jetzt unsere Hautschuppenextrakte immer von Hautschuppen des Kopfes, und darin befindet sich immer „Hausstaub", und dieser Hausstaub könnte in Holland anders sein als in Ostpreußen. Wir selbst haben darauf hingewiesen, daß unsere Reaktion auf Menschenhautschuppen nicht unbedingt eine Reaktion auf Menschenhaut sei, sondern vielleicht eine Reaktion auf Parasiten oder Verunreinigungen der menschlichen Kopfhaut. Gegen diese Auffassungen spricht aber erstens, daß wir in der letzten Zeit auch mit Extrakten von der Haut vom Arme und Beine gute positive Reaktionen erzielen, und zweitens, daß bei von uns untersuchten Patienten aus Deutschland und anderen Ländern die Reaktionen fast regelmäßig positiv gefunden werden.

Merkwürdig ist auch, daß — wie wir schon in der ersten Publikation über dieses Thema hervorhoben und wie es uns von mehreren Seiten bestätigt wurde — die Schwierigkeit der Herstellung der Extrakte der menschlichen Haut eben darin liegt, daß sie gelegentlich zu viele positive Reaktionen geben, so daß man jeden neuen Extrakt erst daraufhin prüfen muß. Alles das weist darauf hin, daß Klewitz sehr wahrscheinlich eine andere Technik gebraucht als wir. Für eine Reihe von Reaktionen geht dies schon aus seiner Publikation hervor.

Bei Kindern ist die Reaktion nach Untersuchungen von de Vries Robles (die wir und auch Rost bestätigen konnten) nicht zuverlässig.

Der Menschenhautschuppenextrakt kann bei Erwachsenen also gewissermaßen als ein Diagnostikum für die Allergie im allgemeinen betrachtet werden. In den meisten Fällen von Allergie ist ein derartiges Diagnostikum nicht nötig, in bestimmten Fällen kann es aber nützlich sein.

Ob die wirksame Substanz der Menschenhautschuppen eine Bedeutung als kausales Agens für die allergischen Anfälle hat, ist zur Zeit noch unentschieden.

Hinzugefügt sei: daß unsere Beobachtungen über die Reaktionen der Allergiker auf intradermale Injektionen von Extrakten von Menschenhautschuppen vor kurzem von Keller aus der Dermatologischen Klinik von Rost bestätigt und erweitert worden sind. Keller fand unter seinen dermatologischen Patienten eine gewisse Gruppe — die Rost als spätexsudative Ekzematoide bezeichnet hat —, welche in 100% der Fälle positive Reaktionen mit unserem Extrakt gaben.

b) Gefahren der Hautreaktionen.

Es muß daran erinnert werden, daß intracutane Hautreaktionen nicht gefahrlos sind. Alle Bearbeiter dieser Frage sind darin einig, daß in einem gewissen Prozentsatz der Fälle nach der intracutanen Probe eine allgemeine Reaktion entsteht. Diese allgemeinen Reaktionen können aus einer Urticaria, einem Asthmaanfall, einer Synkope, einem Kollaps usw. bestehen. Außerdem haben der Verfasser und seine Mitarbeiter wiederholt beobachtet, daß allergische Patienten, die keine ausgesprochenen allgemeinen Reaktionen gezeigt hatten, doch im Laufe der nächsten 2 oder 3 Wochen als direkte Folge der Anwendung der diagnostischen Proben, an einer Verstärkung ihrer Symptome litten.

Cooke hat einen Fall veröffentlicht, in welchem eine diagnostische Injektion einer außerordentlich geringen Menge eines Fischextraktes (der etwa 0,002 mg Nitrogen enthielt), bei einem Kind, das an schwerem Bronchialasthma litt, den Tod zur Folge hatte. Wir sahen zwei Fälle mit schweren Symptomen nach diagnostischen Injektionen. Theoretisch können solche Unglücksfälle vermieden werden, da von jedem Extrakt eine unschädliche Dosis gefunden werden kann. Nachdem aber die Empfindlichkeit von zwei Asthmatikern gegenüber einem gewissen Extrakt 10 000fach und noch mehr verschieden sein kann, wäre es praktisch unmöglich, allgemeine Reaktionen ganz zu umgehen, wenn man nicht über eine Methode verfügte, durch welche man auf eine besonders große Empfindlichkeit aufmerksam gemacht wird. Diese Methode besteht in der Applikation von cutanen Reaktionen (auf Hautscarificationen), die viel weniger wirksam und deshalb gefahrlos sind. In der Klinik des Verfassers gilt es als strenge Regel, daß vor der ersten intracutanen Injektion mit Extrakten von Produkten der tierischen Haut, von Pollen oder von bestimmten Nahrungsmitteln (z. B. Eiern) immer eine Scarificationsprobe mit derselben Substanz gemacht werden muß. Intracutane diagnostische Injektionen dürfen nur dann gemacht werden, wenn die cutane Probe negativ ausgefallen ist.

Intracutane Injektionen mit Schimmelpilzallergenen können zwar enorme lokale Erscheinungen mit Allgemeinerscheinungen geben, haben aber auch bei den empfindlichsten Menschen noch nie gefährliche Zustände hervorgerufen.

c) Verlauf der Untersuchung eines allergischen Patienten.

Es sei jetzt kurz beschrieben, wie der Verlauf der Untersuchung eines allergischen Patienten sich in der Klinik des Verfassers gestaltet.

Nachdem eine möglichst genaue Anamnese (vgl. S. 30) und die physikalische Untersuchung vorgenommen ist (wobei bei dem Asthmatiker neben Perkussion und Auscultation die Bestimmung der vitalen Lungenkapazität und des CO_2- und O_2-Gehaltes der Alveolarluft sehr wichtig sind), werden erst auf der Vorderseite eines Armes mit unseren Stammlösungen cutane Reaktionen gemacht (mittels Hautscarification) und zwar:

A. Gemisch von Produkten der tierischen Haut (Pferd, Rind, Katze, Hund, Kaninchen, Meerschweinchen, Maus).

B. Gmischte Fleische.

C. Gemischte Fische.

Ist eine von diesen Reaktionen positiv (was selten vorkommt), so wird noch differenziert, welches Tierhaar oder welches Nahrungsmittel die Reaktion hervorgerufen hat.

Dabei wird die intracutane Methode verwendet, aber nur mit der 1:1000-Verdünnung der Stammlösung (bei sehr starker Cutanreaktion nur 1:10 000-Verdünnung), falls diese negativ ist, kann noch die 1:100-Verdünnung probiert werden.

Sind sämtliche Cutanreaktionen negativ, so ist eine starke Überempfindlichkeit der Haut gegenüber diesen Substanzen ausgeschlossen. Eine schwache bis mittelstarke Überempfindlichkeit kann noch vorhanden sein; diese kann durch intracutane Reaktionen gefunden werden, welche bei einigen anderen Allergenlösungen schon von Anfang an verwendet werden können. Meistens wird folgendes intracutan geprüft:

A. Produkte der tierischen Haut in Verdünnung 1:10 nur von denjenigen Tieren, mit denen der Patient täglich in Berührung kommt (die unverdünnten Extrakte reagieren mitunter intracutan auch bei Normalen).

B. Extrakt von milbenhaltigem Getreide (siehe später) in Verdünnung 1:10.

C. Extrakt von Federn aus Kopfkissen, welche reich an Allergenen sind, in Verdünnung 1:10 (siehe später).

D. Gemischter Extrakt von Schimmelpilzallergenen, unverdünnt (siehe später).

E. Extrakt von Menschenhautschuppen.

F. Milch 1:10 verdünnt.

G. Kontrolle mit Kochsalzlösung.

Die Ablesung der Reaktionen geschieht etwa 20 Minuten nach der Injektion. Bei den Hautscarificationen zeigt sich schon nach 5 bis 10 Minuten, ob eine positive Reaktion zu erwarten ist. Alles in allem beansprucht diese Untersuchung, wobei drei cutane und sieben intracutane Proben gemacht werden, eine halbe Stunde, und in einer halben Stunde kann sehr leicht gleichzeitig noch ein zweiter Patient untersucht werden. Für eine ganze erstmalige Untersuchung ist also $^3/_4$ Stunde bis höchstens 1 Stunde nötig.

Nach dieser Untersuchung weiß man mit mehr als 90% Sicherheit, ob der Patient überhaupt ein Allergiker ist (Reaktion auf Menschenhautschuppen). Ferner hat man den Eindruck, als ob es sich um einen Nahrungsmittelfall, einen Tierhaarfall oder einen Klimafall handelt; in bestimmten Fällen (z. B. bei reiner Tierhaarallergie) hat man die spezifische Diagnose komplett.

Vorgreifend auf später zu Besprechendes sei erwähnt, daß in allen Fällen, die bei der Untersuchung Asthmasymptome (wenn auch nur ein leichtes Pfeifen) zeigen, womöglich die Beobachtung in der allergenfreien Kammer angeschlossen wird. Sind nach 3 Tagen Aufenthalt in dieser allergenfreien Kammer die Asthmasymptome noch nicht verschwunden, so werden zwei Hungertage eingeschaltet. Bringt letzteres Verbesserung, so wird versucht, diejenigen Nahrungsmittel ausfindig zu machen, die der Patient nicht verträgt, und diejenigen, die ihm nicht schaden. Diese Untersuchung wird unterstützt durch intracutane diagnostische Injektionen mit einer Reihe der wichtigsten Nahrungsmittel (Reis, Brot, Kartoffeln, verschiedenen Gemüsen usw.), wovon wir meistens 15—20 benutzen. Es ist dabei nicht unser Bestreben, alle möglichen Nahrungsmittel zu untersuchen, sondern nur möglichst schnell eine Diät zu finden, bei welcher der Patient bequem leben kann und keine Anfälle hat. Zusätze und Genußmittel können dann später allmählich untersucht werden. Es sei daran erinnert, daß die Hautreaktionen mit Nahrungsmitteln nur einen Fingerzeig geben und nicht ausschlaggebend sind.

WIDALS hämoklastische-kolloidoklastische Krise. Etwa zur selben Zeit, als in Amerika und in anderen Ländern diagnostische Hautreaktionen zuerst benutzt wurden, hatte WIDAL und seine Mitarbeiter eine andere Methode ausgearbeitet. WIDAL fand, daß unter gewissen Bedingungen im Tierkörper plötzlich eine Störung im Gleichgewicht des Blutes entsteht, die vier Phänomene zur Folge hat:

1. Eine Verminderung des Blutdruckes. 2. Einen Abfall der Leukocytenzahl. 3. Eine Änderung im refraktometrischen Index des Serums. 4. Eine Änderung in der Blutgerinnungszeit.

Eine der Ursachen für diese Gleichgewichtsstörung kann dadurch gegeben sein, daß ein Allergen in den Körper eines an allergischer Krankheit Leidenden gelangt. So wird eine Krisis folgen, wenn ein Heufieberpatient Pollen inhaliert, oder wenn eine Person, die gegenüber Chinin überempfindlich ist, eine Dosis von diesem Arzneimittel erhält usw. In einer späteren Veröffentlichung haben WIDAL und seine Mitarbeiter behauptet, daß es nicht nötig ist, alle vier Phänomene der Krise zu untersuchen, um die Diagnose „kolloidoklastische Krise" zu stellen; es genüge eine einfache Zählung der Leukocyten. Der Verfasser und seine Mitarbeiter haben aber beobachtet (und dies ist von anderen bestätigt worden), daß der Abfall der Leukocytenzahl sicherlich nicht genügt, um eine kolloidoklastische Krise zu diagnostizieren (17). Daraus folgt, daß alle Untersuchungen über eine kolloidoklastische Krise, die nur auf Grund der Leukocytenzählung gemacht wurden, wenig Wert haben. Wenn man die Erscheinung der kolloidoklastischen Krise bei der Untersuchung von allergischen Patienten benutzen will, so ist es nötig, alle vier anfänglich von WIDAL beschriebenen Symptome zu untersuchen. Der Verfasser fürchtet aber, daß ein positiver Ausfall dieses Versuches nicht viel mehr beweist als eine positive Hautreaktion. Theoretisch ist die Erscheinung wichtig und interessant, praktisch hat sie für die Diagnose wenig Bedeutung.

V. Einfluß von Klimafaktoren auf allergische Krankheiten.

Während der Untersuchung über die Bedeutung der diagnostischen Hautproben bei allergischen Patienten, war es dem Verfasser und seinen Mitarbeitern aufgefallen, daß es relativ selten möglich war, irgendeines der damals bekannten Allergene als ursächliches Moment der Anfälle zu deuten.

Ehe weiter auf diese Frage eingegangen wird, muß hervorgehoben werden, daß die relative Anzahl von Fällen derartiger Allergie, nach den Angaben von Autoren in verschiedenen Ländern, sehr verschieden ist.

COOKE und WALKER in Amerika fanden ziemlich hohe Zahlen, ebenso FRUGONI in Florenz, während WIDAL, ebenso wie wir, nur ganz wenige Fälle fand.

Dieser Unterschied kann zum Teil durch Verschiedenheiten in der Technik oder durch Verschiedenheiten in der Deutung der Resultate begründet sein; aber es ist doch unwahrscheinlich, daß das die Sache ganz erklären könnte. Es scheint dem Verfasser unzweifelhaft, daß unter — sagen wir — 100 Asthmatikern, die man wahllos in Italien oder Ungarn sammelt, mehr Fälle von Tierhaar- und Nahrungsmittelüberempfindlichkeit vorhanden sind als unter 100 Asthmatikern in Holland. Nachdem die Folgerungen, die weiter unten gezogen werden, sich hauptsächlich auf diejenigen Fälle beziehen, in denen eine Sensibilisierung gegenüber solchen Allergenen nicht gefunden wurde, muß man bedenken, daß die Wichtigkeit der hier zu besprechenden Tatsachen in verschiedenen Ländern verschieden sein muß. Die Frage ist für Holland, Norddeutschland, viele Gegenden in England, Amerika und für viele tropische Länder wichtig. In anderen Ländern ist die Bedeutung geringer; aber immerhin wird es schwerlich ein Land geben, für welches die Auffassung, über welche weiter unten gesprochen wird, überhaupt nicht gilt.

Der Ausgangspunkt für die Theorie des Verfassers war die Beobachtung, daß eine große Anzahl von Asthmatikern und anderen allergischen Patienten an einem gewissen Orte mehr Anfälle haben als an einem anderen. Diese Erfahrung hat jeder gemacht, der diese Patienten behandelt. Aber die Wichtigkeit der Tatsache in ihrem Verhältnisse zur Ätiologie der allergischen Krankheiten schien noch nicht beachtet zu sein. In manchen Fällen könnte der Einfluß des Ortes durch die Anwesenheit oder Abwesenheit des bekannten Allergens leicht erklärt werden. Wenn ein allergischer Patient an Anfällen leidet, welche durch die Einatmung von Hundestaub verursacht werden, dann wird er überall dort frei von Anfällen sein, wo keine Hunde gehalten werden. Aber diese Art der Erklärung gilt nur für die Minderheit der Fälle. Meistens kann man keinen überzeugenden Nachweis für die Anwesenheit eines bekannten Allergens finden. Um ein konkretes Beispiel zu erwähnen, sei der folgende Fall mitgeteilt. Ein Asthmatiker leidet in Rotterdam sehr viel an Asthma und niemals im Haag, trotzdem die Entfernung zwischen beiden Städten nur 20 km beträgt. Es ist bekannt, daß eine große Anzahl von Asthmatikern sich am Nordseestrand besser fühlt als im Inneren des Landes; aber Pferde, Hunde, Katzen, Kaninchen und Gänsefedern sind ebenso häufig in den Dörfern an der See, wie an anderen Orten.

Sehr bald nach Beginn unserer Untersuchungen über die allergischen Krankheiten beobachteten wir, daß die Häufigkeit dieser Krankheiten in verschiedenen Gegenden unseres Landes, so klein es auch sei, sehr verschieden ist. Da das Resultat unserer Untersuchungen nicht nur von lokalem Interesse ist, sondern auch im allgemeinen eine neues Licht auf die Ätiologie der allergischen Krankheiten zu werfen imstande zu sein scheint, soll dieser Punkt ausführlicher besprochen werden.

Die ersten Tatsachen, die uns auffielen und die sich auf lokale Faktoren bezogen, waren die folgenden:

1. Nahezu alle Patienten, die von Zeeland (eine Provinz, die hauptsächlich aus Inseln im südwestlichen Teil des Landes besteht) zu uns geschickt wurden, litten, wie sie uns erzählten und wie es uns auch von ihren Hausärzten bestätigt wurde, zu Hause an schweren Anfällen, hatten aber niemals eine Attacke in Leiden. Hautproben bewiesen, daß Überempfindlichkeit vorhanden war, aber niemals konnte damals eine spezifische Ursache für ihre Anfälle nachgewiesen werden. Ihre Behandlung zeigte auch nur geringe Resultate.

2. Schien es uns in Rotterdam viel mehr Fälle von allergischen Krankheiten zu geben als in anderen Städten, z. B. im Haag, und es war uns aufgefallen, daß diese Fälle alle viel schwerer waren als jene vom Haag.

Dieser Befund, zusammen mit der Beobachtung, daß sogar unsere allerschwersten Fälle ihre Erkrankung an gewissen Orten in der Schweiz vollständig verloren (eine Tatsache, die auch von anderen Autoren erwähnt worden ist), hat uns dazu geführt, die Frage der Allergie von einem anderen Gesichtspunkt aus zu untersuchen, nämlich die Rolle von klimatischen Faktoren festzustellen.

Der Umstand, daß besonders die Inselgruppe Zeeland unsere schwersten Fälle liefert, während gewisse Gegenden der Schweiz tatsächlich ganz frei von Asthma sind, ließ es uns wünschenswert erscheinen, eine vergleichende Untersuchung zwischen den Bedingungen in Zeeland und in der Schweiz einzuleiten. Dementsprechend machten wir zahlreiche Exkursionen nach Zeeland und eine in die Schweiz. Die Resultate der Untersuchungen, die sich während diesen Reisen ergaben, müssen kurz besprochen werden, insofern, als sie den Schlüssel zur Erklärung der Tatsachen lieferten.

VI. Das Bronchialasthma in Zeeland.

Die Bevölkerung der Insel Zeeland gehört zu einer besonderen, schönen Rasse, die sich auffallend von der übrigen holländischen Bevölkerung unterscheidet. Das Volk ist dunkel, hat fein geschnittene Gesichter und ist intelligent. Tuberkulose ist sehr häufig, ebenso Psychosen (fast immer mit einer melancholischen Tendenz), und die Säuglingssterblichkeit ist groß, trotzdem die wirtschaftlichen Verhältnisse günstig sind.

Für unsere Untersuchungen über Asthma haben wir eine der größeren Inseln gewählt (Zuid Beveland), haben aber die Hauptstadt der Insel ausgeschlossen, da nur in Dörfern sichere Informationen über Zahl und Art der Asthmafälle erhalten werden können. Durch die Güte von Herrn Dr. Folmer und zahlreicher anderer Kollegen waren wir imstande, eine vollständige Übersicht über alle Fälle auf der Insel (abgesehen von der erwähnten Stadt und einem ganz kleinen Landstrich) zu bekommen.

Von Interesse sind folgende Befunde. Unter nahezu 35 000 Einwohnern konnten etwa 80 Fälle von Asthma ermittelt werden. Das gibt mehr als 2 Fälle auf 1000 Einwohner. Da die Zahl der Fälle innerhalb anderer Bevölkerungen meines Wissens unbekannt ist, geben diese Zahlen noch keinen überzeugenden Beweis dafür, daß auf dieser Insel das Asthma besonders häufig ist. Wie aus der beistehenden Landkarte (Abb. 1) hervorgeht, ist die Verteilung der Fälle auf der Insel nicht gleichmäßig. Im Süden fanden wir Dörfer, in welchen $^1/_2$—1% der Bevölkerung an Asthma litt. Das heißt also, daß das Asthma an diesen Plätzen tatsächlich außerordentlich häufig ist. Wir hatten ferner bemerkt, daß im westlichen Teil der Insel, in einer Gegend, die 1 km nördlich und 1 km südlich der Eisenbahn liegt, 8 Fälle von Asthma vorhanden waren, während in dieser Gegend weniger als 100 Häuser liegen. Die Ursache dieser außerordentlichen Häufigkeit des Asthmas ist unbekannt. Wir haben nur beobachtet, daß alle Zentren von Asthma in der Nachbarschaft von Schollen (holländisch Schor) gelegen sind, die meist an der seewärts gelegenen Seite der Deiche gefunden werden, welche die Insel umgeben.

Im Norden der oben erwähnten Eisenbahn liegt auch eine Scholle. Diese Schollen sind immer äußerst feucht, sie sind häufig mit Seewasser bedeckt, haben eine Flora und natürlich auch eine Mikroflora, die sich durchaus von der Flora unterscheidet, die sonst in dieser Gegend gefunden wird. In diesem Zusammenhang ist es bemerkenswert, daß in einem Hause (↑) nahe der Landseite eines Deiches und dementsprechend auch nahe bei der Scholle, die auf der anderen Seite liegt, innerhalb von 20 Jahren drei Leute aus verschiedenen Familien ihre ersten Anzeichen von Asthma bekamen. Es gibt auf der Insel noch zwei Häuser, die ähnlich gelegen sind. In beiden ist einer der Bewohner asthmatisch. Diese Verhältnisse sind aus beistehender Abb. 1 ersichtlich.

Eine andere mögliche Erklärung für die Häufigkeit des Asthmas auf dieser Insel kann in der Tatsache gefunden werden, daß hier viel

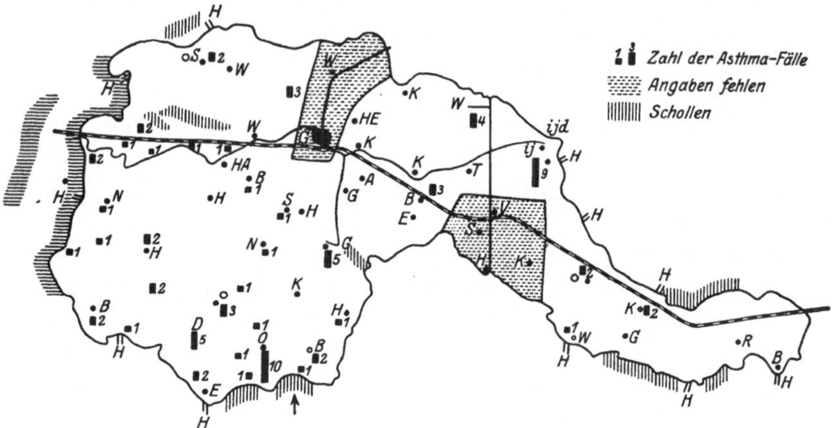

Abb. 1. Die Buchstaben bedeuten Ortschaften. *H* sind Häfen. (Erklärung im Text.)

Weizen wächst, und daß es hier, im Unterschied von anderen Gegenden, Sitte ist, daß jeder Bauer in seinem Hause so viel Weizen vorrätig hält, als für das ganze Jahr nötig ist. Dieser Weizen enthält während des ganzen Sommers immer eine große Anzahl von Milben. Demnach haben die Bewohner während des ganzen Jahres die Produkte des mit Milben infizierten Weizens in ihrer nächsten Nachbarschaft.

Es soll hier daran erinnert werden, daß nach unseren Beobachtungen Weizen unter solchen Umständen immer Allergene enthält. Näheres darüber soll weiter unten berichtet werden.

Man könnte gegen unsere Auffassung einwenden, daß die tuberkulöse und psychopathische Prädisposition dieser Inselbewohner die wirkliche Ursache ihrer Neigung zum Asthma sein kann. Aber das ist doch unwahrscheinlich; umgekehrt wird vielleicht derselbe Faktor, der das Asthma verursacht, auch die Psychopathie veranlassen. Tatsächlich haben wir beobachtet, daß die Einwohner dieser Insel selten Asthmaanfälle außerhalb von Zeeland haben. Unter 24 dieser Leute, die die Insel gelegentlich verlassen hatten, haben uns 20 erzählt, daß sie sich viel besser fühlten oder daß sie absolut frei von Anfällen waren, sobald sie sich nicht in dieser Gegend aufhielten. Von den übrigen vier war keiner jemals in einem fremden Lande gewesen, so daß die Möglichkeit besteht, daß sie auch zu derselben Gruppe gehören. Der folgende Fall ist charakteristisch: Eine Frau, die wir besuchten, erzählte uns spontan, daß ihre beiden Söhne, die an Asthma leiden und die gewöhnlich auf Rheinschiffen fahren, ihre Anfälle immer verlieren, sobald sie nach Deutschland, bis nach Köln kommen, und daß ihre Anfälle wieder erscheinen, sobald sie nach Hause zurückkehren. Diese Tatsache beweist mit Sicherheit, daß die Ursache der asthmatischen Anfälle nicht eine ererbte Eigenschaft der Bevölkerung ist, sondern mit dem Lande zusammenhängt. Diese Fälle beweisen aber außerdem, daß die bekannten allergischen Faktoren, wie Pferdeschuppen, Katzenhaar, Hundehaar, Gänsefedern und auch die gewöhnlichen Nahrungsmittel und bakterielle Sensibilisierung nichts mit diesen Fällen zu tun haben. Diese Asthmaanfälle entstehen infolge von Substanzen, die in der Luft vorhanden sind und deren Natur unbekannt ist, deren Vorhandensein aber ganz sicherlich an bestimmte, auf diesen Inseln vorkommende klimatische Faktoren, im weitesten Sinne des Wortes, gebunden ist. Diese Substanzen können mit einem Namen, der in den Zeiten vor PASTEUR oft benutzt wurde, als Miasmen bezeichnet werden.

Man hat gegen dieses Wort den Einwand erhoben, daß es nicht der heutigen Auffassung der Allergene entspricht. Ich muß DOERR recht geben, wenn er darauf hinweist, daß z. B. Pollen nicht „Miasma" genannt werden kann. Ich würde den Ausdruck auch nicht für dieses Allergen benutzen, sondern nur für diejenigen Allergene, deren Anwesenheit in der Luft vom Klima und von der Zusammensetzung des Bodens abhängig ist. Man hat ferner gegen das Wort „Miasmen" eingewendet, daß es früher eine mehr oder weniger mystische Bedeutung hatte. Das dürfte aber im allgemeinen nicht zutreffen. In seinen berühmten: „Leçons" definiert CLAUDE BERNARD die Miasmen als „Emanations . . . d'origine organique végétale ou animale".

Ich habe aber dann, um nicht durch Kampf um ein Wort der Sache zu schaden, den Ausdruck Klimaallergene gewählt. Kürzlich hat nun TIEFENSEE in einer Arbeit, in der er übrigens unsere Untersuchungen über den Einfluß von Bodenverhältnissen auf Asthmafrequenz für Ostpreußen vollkommen bestätigt, wieder Einwände gegen das Wort Klimaallergene erhoben, weil das Klima nur „die Summe aller Witterungsverhältnisse darstellt" und das Asthma auch von der Zusammensetzung des Bodens abhängig ist. Letzteres ist zweifellos richtig, wie wir das zuerst festgestellt haben (STORM VAN LEEUWEN [11]), aber wir sehen nicht ein, warum der Einfluß, der von einem feuchten, wasserreichen Boden ausgeht, nicht zu den Klimaeinflüssen gerechnet werden könnte.

VII. Asthma in der Schweiz.

Während des Sommers 1923 machten wir mit drei holländischen Asthmatikern, deren Krankheitsverlauf wir viele Monate vor Beginn unserer Reise zu studieren begannen, eine Fahrt in die Schweiz. Alle drei gehörten zu einem in unserem Lande häufigen Typus. Solche Asthmatiker zeigen bei jeder Untersuchung leichte asthmatische Erscheinungen, Röcheln und Pfeifen, und außerdem leiden sie noch an schweren Anfällen. Bei zwei von diesen Patienten (F. und B.) hängen die Attacken sehr von lokalen Bedingungen ab. F. ist ein typischer Fall von zeeländischem Asthma. Die akuten Attacken bei dem dritten Patienten (K.) werden besonders durch Einatmung von Staub aus Getreide, welches mit Milben infiziert ist, hervorgerufen.

In der Schweiz haben wir fünf Orte in verschiedener Höhenlage besucht, nämlich Basel (300 m), Ragaz (800 m), Vulpera (1200 m), Davos (1500 m) und St. Moritz (1800 m). Wir blieben an jedem Ort 3 Tage, und die Patienten wurden täglich untersucht. Das Resultat war eindeutig. In Ragaz zeigten F. und B. etwas Besserung, K. war unverändert. In Vulpera befanden sich F. und B. ausgesprochen besser, K. unverändert. In St. Moritz (1800 m) hatten alle drei Patienten gar kein Zeichen von Asthma oder Bronchitis, ein Zustand, der bis zu dieser Zeit bei ihnen gar nicht vorgekommen war. In Davos war ihr Zustand noch etwa derselbe, vielleicht etwas verschlechtert. Nach der Rückkehr nach Holland hatten alle drei Patienten innerhalb 24 Stunden schwere, akute Anfälle.

Also drei Patienten, von denen zwei typische Fälle von durch das Klima bedingtem Asthma darstellten, während es im dritten Falle vor der Reise noch unsicher war, ob das Klima einen Einfluß hatte, haben die Erscheinungen des Asthmas innerhalb 24 Stunden nach ihrer Ankunft in St. Moritz verloren. Ihre Anfälle stellten sich nach ihrer Rückkehr in niederer gelegene Orte wieder ein. F. lebt seit dieser Zeit in Frankreich in einer Höhe von etwa 1300 m, wo es ihm ganz gut geht; sobald er aber in das Tiefland zurückkehrt, erscheinen die Anfälle wieder.

Diese Tatsachen stehen in vollständiger Übereinstimmung mit Beobachtungen an zahlreichen anderen Patienten und mit denen der Ärzte in Vulpera, Davos, St. Moritz und anderen Bergdörfern. TURBAN und SPENGLER haben festgestellt, daß in einer Höhe über 1500 bis 1800 m so gut wie kein Asthma vorkommt, daß etwa 68% aller Asthmatiker, die an diese Plätze kommen, vollständig anfallsfrei werden und 25% innerhalb kurzer Zeit nach ihrer Ankunft wesentliche Erleichterung finden.

Es ergibt sich die Frage, warum so viele Asthmatiker an gewissen Orten frei von Anfällen sind, dagegen an anderen Plätzen so schwer daran leiden. Die Tatsache, daß so große Unterschiede zwischen Ortschaften existieren, die so nahe beieinander liegen wie in Holland Haag und Rotterdam (22 km) oder Haag und Zeeland (70 km), schließt es aus, daß die Temperatur, der Luftdruck oder die Feuchtigkeit der Luft eine wesentliche Rolle dabei spielen, trotzdem auch diese Faktoren gelegentlich eine gewisse Bedeutung haben können.

Es scheinen zwei Möglichkeiten zu bestehen. Entweder kann auf den Bergen in der Luft eine Substanz vorhanden sein, die das Erscheinen der Asthmaanfälle verhindert, ebenso wie der Rauch der Asthmazigaretten es tut; oder es kann eine Substanz, die in niedrigeren Regionen die Anfälle verursacht, in der Gebirgsluft fehlen. Die letztere Möglichkeit stände in Übereinstimmung mit unserer Annahme, daß Asthma die Folge der Einatmung von Klimaallergenen sei.

Um zwischen den beiden Möglichkeiten zu entscheiden, haben wir die folgenden Versuche angestellt. In St. Moritz zeigte K. keine asthmatischen Erscheinungen. Wir ließen ihn in einem Badezimmer mit unbekleidetem Oberkörper niedersitzen. Die Auscultation ergab, daß keine Rasselgeräusche vorhanden waren. Wir gaben nun eine Schachtel mit Hafer, der Milben enthielt und den er von seinem Gutshof zu diesem Zweck mitgebracht hatte, in seine Hände. Diese Schachtel hielt er unter seine Nase und schüttelte sie von Zeit zu Zeit so, daß etwas Staub erschien. Nach 3 Minuten nieste er heftig und nach 8 Minuten hatte er ausgesprochene Zeichen eines bronchialen Spasmas (Rasseln, Pfeifen), während seine Brust und seine Schultern vollständig von Urticariaquaddeln bedeckt waren. Die Asthmaerscheinungen dauerten 24 Stunden. 2 Tage später, in Davos, war dieser Patient vollständig erholt und wir wiederholten nun den Versuch mit demselben Resultat.

Diese Versuche beweisen, daß in Höhen von 1500—1800 m unsere Asthmapatienten nur dann an Asthma leiden, wenn eine der Substanzen, gegenüber der sie empfindlich sind, in der Luft vorhanden ist (11).

VIII. Weitere Belege für die Richtigkeit der Klima-Allergen-Theorie.

Nachdem wir durch quantitative Angaben bewiesen hatten, daß in einem flachen Land, wie Holland, große Unterschiede in der Frequenz der Asthmafälle vorkommen (so daß die bekannten Klimaeinflüsse wie Barometerdruck, Feuchtigkeit der Außenluft, Lichtstrahlung und Temperatur ausgeschlossen werden können), haben wir versucht, auch unsere andere Behauptung, daß es in bestimmten Gegenden in Holland Asthmatikern im allgemeinen schlechter geht, so daß sie mehr Anfälle haben als in anderen Gegenden, durch zahlenmäßige Angaben zu bestätigen. Die Untersuchung in Zeeland hatte uns gelehrt, daß es Dörfer mit abnorm hoher Asthmafrequenz gibt; jetzt aber galt es, festzustellen, ob gewisse Gegenden überhaupt ungünstig und andere wiederum gut für Asthmatiker seien. Unser „Eindruck“ war, daß die Nordseeküste im allgemeinen „gut“, der niedrige Teil von Holland schlecht, und der etwas

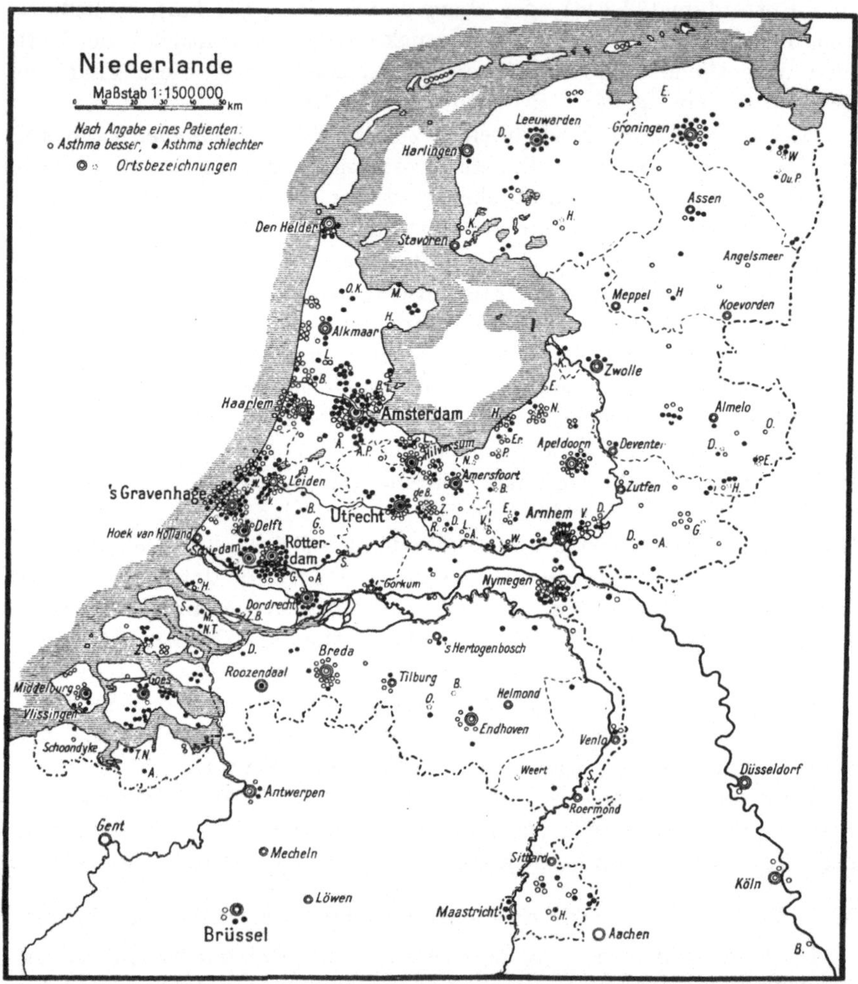

Abb. 2. Der Zustand von Asthmapatienten an verschiedenen Plätzen in Holland.

höher gelegene Sandboden in der Mitte und im Osten des Landes wieder besser sei.

Zahlenmäßige Angaben hierüber haben wir uns in folgender Weise verschafft. Wir haben eine Anzahl Patienten gebeten, anzugeben, ob es Orte in Holland gibt, wo sie mehr — und Orte, wo sie weniger Anfälle haben, als zu Hause. Diese Angaben haben wir auf eine Karte gezeichnet

(Abb. 2 und 3), und zwar ist jedesmal durch einen Punkt angegeben, wenn ein Asthmatiker an einem bestimmten Ort mehr und mit einem Kreis, wenn er weniger Anfälle hatte. Die Punkte und Kreise haben also nicht die Bedeutung „schlecht" und „gut" für Asthma, sondern

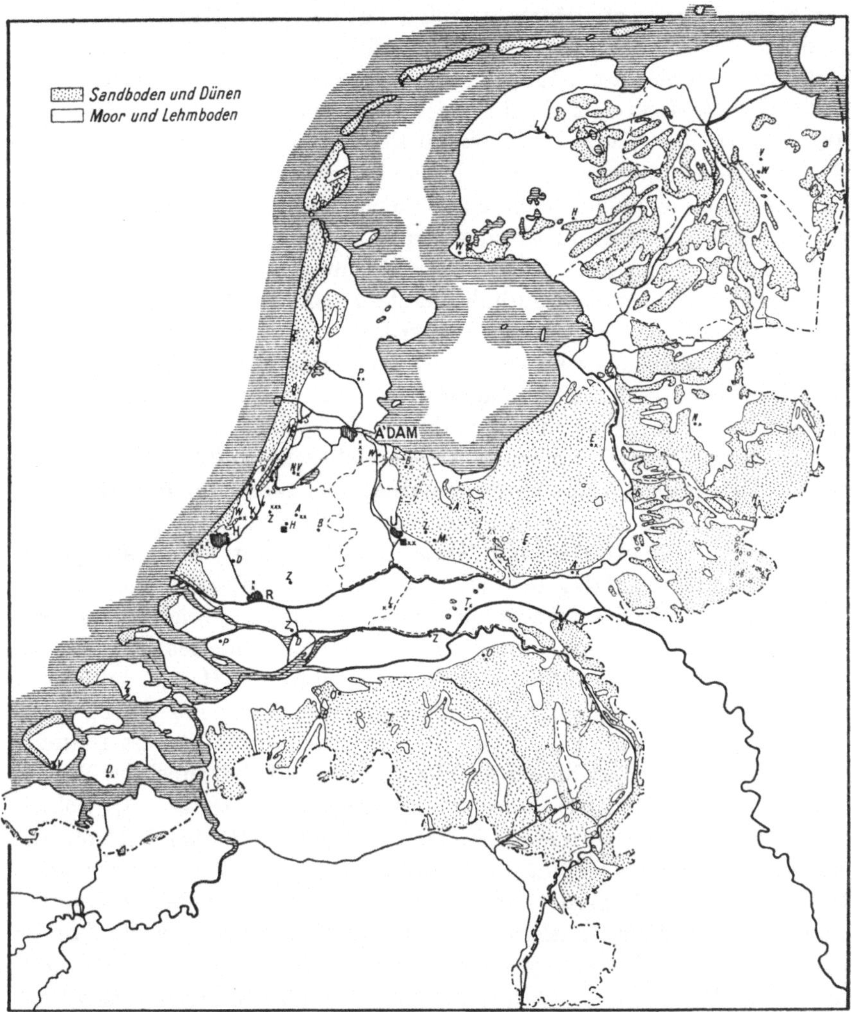

Abb. 3. Die Verteilung von Sand- und Lehmboden in Holland.

„schlechter" und „besser". 160 von unseren eigenen Patienten konnten selbst bestimmte Angaben machen; außerdem haben wir durch die liebenswürdige Hilfe von 150 Kollegen noch 400 weitere Angaben gesammelt.

Bezüglich dieser Untersuchung sei folgendes bemerkt. Die auf diese Weise erhaltenen Angaben können kein ganz klares Bild über die Klimaeinflüsse verschaffen. 1. Ist man auf zufällige Änderungen der Wohnorte oder auf zufällige Reisen der Patienten angewiesen. Gibt z. B. ein Patient, der in Rotterdam wohnt, an, es gehe ihm im Haag immer viel besser, dann haben wir Rotterdam mit Punkt und Haag mit Kreis bezeichnet. Hätte derselbe Patient statt Haag eine andere Stadt, z. B. irgendwo in Zeeland besucht, so wäre es ihm dort vielleicht noch schlechter gegangen und es würde dann Rotterdam mit Kreis und Zeeland mit Punkt angegeben sein. Man hätte eigentlich 100 willkürlich gewählte Patienten an 10 verschiedenen Orten in Holland je eine Woche bleiben lassen und die Befunde aufzeichnen sollen, so, wie wir es im kleinen Maßstabe in der Schweiz gemacht haben; das wäre aber kaum ausführbar gewesen.

2. Die Frequenz der Anfälle wird nicht nur vom Klima, sondern auch von anderen Faktoren beeinflußt; letztere können überwiegen und das ganze Bild trüben. Z. B. Ein in Rotterdam wohnender Patient ist überempfindlich gegen Katzenhaar; er hat zu Hause zufällig keine Katzen, hat aber doch — durch Klimaeinflüsse — ziemlich frequente Anfälle. Er reist nach dem Haag und wird dort z. B. im Hause von irgendeinem Verwandten, der zwei Katzen hat, sehr viel mehr Anfälle als zu Hause haben, wiewohl sonst das Klima im Haag viel besser für ihn wäre. Es wird also — weil der Patient von seiner Katzenüberempfindlichkeit nichts weiß — Rotterdam mit Kreis und Haag mit Punkt angegeben werden. Gäbe es zufällig bei dem Verwandten im Haag keine Katzen, so wäre Haag mit Kreis und Rotterdam mit Punkt gezeichnet worden. Ähnliches kann natürlich für andere Überempfindlichkeiten (z. B. gegenüber Bettzeug oder irgendeiner anderen Substanz im Hause) gelten.

3. Es ist sehr gut möglich, daß es mehrere Klimasubstanzen gibt; das ist sogar sehr wahrscheinlich. Dann könnte es sein, daß ein Patient, der in P. lebt und dort immer Anfälle durch eine Klimasubstanz P. hat, in Q. frei von Asthma ist, während ein anderer Patient, der in Q. wohnt, dort immer Asthma wegen der Q.-Substanz hat, in P. aber frei von Anfällen ist. Ähnliches scheint in der Tat in seltenen Fällen vorzukommen. Meistens dauert dann die Besserung nach Änderung des Wohnortes nicht lange und der Patient sensibilisiert sich an der zweiten Stelle schließlich gegen die dortige Klimasubstanz. Jedenfalls kann hierdurch ein Fehler in unsere Statistik gelangen, der übrigens in der Richtung wirken würde, daß sich keine Unterschiede in Beziehung zur Frequenz der Asthmaanfälle zwischen verschiedenen Gegenden nachweisen ließen. Falls wir also deutliche Unterschiede finden, ist damit bewiesen, daß doch zwischen den verschiedenen Gegenden ein quantitativer Unterschied besteht, in dem Sinne, daß die Asthmasubstanzen in der einen Gegend mehr deletär wirken, als in der anderen. In diesem Fall — d. h. beim Finden von deutlichen Unterschieden — wird gleichzeitig noch ein

anderer Einwand zurückgewiesen werden können, nämlich, daß alle diese Unterschiede nur psychisch bedingt seien. Es gibt Ärzte, die meinen, jede Änderung des Wohnortes hilft gegen Asthma, nur „stelle es sich nach einiger Zeit immmer wieder ein". Wenn das richtig wäre, müßten auf der Karte ebensoviel Punkte als Kreise zu finden sein und die Verteilung über das Land müßte eine gleichmäßige sein. Übrigens spricht gegen diese Annahme folgendes: Ärzte aus einem Dorf auf Sandboden berichten meistens, daß es ihren Patienten an anderen Plätzen schlechter geht als zu Hause. Ärzte aus den Niederungen berichten meistens über Patienten, denen es besser geht, wenn sie das Dorf verlassen.

Wie aus den Karten der Abb. 2 und 3 ersichtlich ist, hat sich unsere Annahme, daß Dünen und Sandboden besser sind als Moor und Lehm, im allgemeinen bestätigt. VAREKAMP hat dieses Problem in seiner Dissertation ausführlich behandelt. Er berechnet aus seiner Statistik, daß es dem Asthmatiker beim Übergang von Moor- und Lehmboden nach Sandboden in 70% der Fälle besser geht; und umgekehrt: beim Übergang von Sandboden nach Lehm- oder Moorboden ist die Wahrscheinlichkeit, daß es ihm schlechter geht, 72%.

Wir kennen übrigens sehr viele Fälle, welche Jahrzehnte lang von Asthma „geheilt" waren, nachdem sie nach einer anderen Gegend Hollands gezogen waren, und die sofort wieder dauernde Anfälle bekamen, sowie sie in den ursprünglichen Wohnort zurückkehrten.

IX. Asthmaerscheinungen durch Injektionen mit der Klimasubstanz bei Asthmatikern.

Ausgehend von der Annahme, daß in Gegenden, welche „schlecht" für Asthma sind, in der Außenluft Allergene anwesend sein müssen, haben wir folgende Untersuchung angestellt. Es wurde in Rotterdam — zu einem unten zu erwähnenden Zweck — während 14 Tagen mittels eines großen Ventilators pro Stunde mehrere Kubikmeter Außenluft durch eine dicke Schicht Watte geblasen. Es wurde angenommen, daß ein Teil der Klima-Allergenen in der Watteschicht stecken geblieben sein müsse. Von dieser Watte wurde ein wässeriger Extrakt gemacht (30 g Watte lieferte 300 ccm Extrakt) und mit Verdünnungen von diesem Extrakt wurden in der Hoffnung, damit eine Verbesserung zu erreichen, etwa 50 Asthmatiker, welche in ambulanter Behandlung waren, behandelt; später wurden noch 15 klinische Fälle ebenfalls mit diesem Extrakt, welchen wir kurz R. nennen, injiziert.

Für die ambulante Behandlung wurden 50 Patienten gewählt, welche schon längere Zeit in Behandlung waren, die alle noch mehr oder weniger schwere Asthmaerscheinungen hatten und deren Zustand sich in den letzten Monaten nicht geändert hatte. Diese Patienten bekamen jede Woche eine R.-Injektion, wobei jedesmal die Dosis etwas erhöht wurde.

Als Anfangsdosis wurde erst die Verdünnung 1:100,000, später die Verdünnung 1:1,000,000 gewählt; es wurde davon 1 ccm subcutan injiziert. Wir hofften nämlich, in dieser Weise eine weitere Besserung in dem Zustand unserer Patienten zu erhalten. Das Resultat der Untersuchungen war folgendes (10).

Bei einer Anzahl der Patienten hatten die Injektionen gar keinen Einfluß auf den Zustand. Bei etwa 15 Patienten hatten wir den Eindruck, daß es nach den Injektionen schlechter ginge, ohne daß wir das ganz sicher feststellen konnten; bei einigen schienen die niedrigen Dosen günstig zu wirken.

13 Patienten aber zeigten nach einigen R.-Injektionen eine sehr deutliche Verschlechterung, bei einigen wurde der Zustand sogar sehr schlecht. Von diesen 13 Patienten wohnten 12 auf niedrigem Lehmboden, nur einer auf Sandboden. Die Verschlechterungen nach R.-Injektionen dauerten meistens lange, manchmal drei Monate hindurch. Beinahe immer folgte dann eine sehr gute Periode. Wir waren durch diese schlechten Erfolge genötigt, diese Behandlung zu unterbrechen.

Bei dieser Untersuchung fiel uns auf, daß die R.-Substanz sich in bestimmter Hinsicht von anderen Allergenen unterscheidet. — 1. Kann eine Injektion mit dieser Substanz allgemeine Erscheinungen (d. h. sehr schwere Asthmaanfälle) hervorrufen, ohne daß an der Injektionsstelle eine lokale Reaktion sich zeigt. Bei anderen Allergenen, Pollen, Pferdehautschuppen und dergleichen geht fast immer einer allgemeinen Reaktion eine heftige lokale Reaktion voraus. Die Wirkung einer R.-Injektion zeigt sich nicht — wie bei anderen Allergenen — innerhalb einiger Minuten nach der Injektion, sondern erst später, d. h. in derselben Zeit, in der sonst die Anfälle auftreten, also meistens in der Nacht. Die schädliche Wirkung dauert lange — gelegentlich Monate — während die Wirkung anderer Allergene in höchstens 2 oder 3 Tagen abklingt.

X. Vergleichende Untersuchungen über den Allergengehalt von Hausstaub in Holland und in der Schweiz.

Wie schon oben bemerkt wurde, hat Cooke die interessante Tatsache festgestellt, daß Hausstaub oft reichlich Allergene enthält. Wir vermuteten, daß diese Allergene mindestens teilweise mit Klimaallergenen identisch sein würden und auf Grund dessen war anzunehmen, daß der Hausstaub in Gegenden, wo Asthmatiker frei von Anfällen sind, weniger Allergene enthalten wird, als in Gegenden, wo es ihnen schlecht geht. Während unserer Reise in die Schweiz haben wir in Privathäusern auf verschiedenen Höhen Staub gesammelt, davon später zu Hause Extrakte gemacht und diese an unseren Patienten untersucht.

Das Resultat dieser Prüfung ist in der untenstehenden Tabelle angegeben und stimmt vollständig mit unseren Voraussetzungen überein.

Es sei daran erinnert, daß in Ragaz die Patienten, die wir auf diesen Ausflug mitgenommen hatten, gebessert waren, sich in Vulpera sehr erheblich besserten und in Davos und St. Moritz anfallfrei waren.

	Höhe oberhalb Meeresniveau	Anzahl positiver Hautreaktionen mit Hausstaubextrakt p. H. Allergiker
Holland (Asthmahaus)	—	95 %
Basel	300 m	67 „
Lugano	300 „	30 „
Ragaz	800 „	35 „
Vulpera	1200 „	18 „
Davos	1550 „	12 „
St. Moritz	1800 „	7 „

XI. Natur der Klimaallergene.

Nachdem also sichergestellt ist, daß in Holland sich in der Luft Klimaallergene befinden, erhebt sich die Frage was Klimaallergene sind und woher sie kommen.

Es werden erst einige Beispiele von Klimaallergenen gebracht werden.

Vor einigen Jahren haben wir beobachtet (5), daß Getreide, welches tierische Parasiten — vor allem Milben — enthält, allergenhaltig wird. Das in diesem Getreide gebildete Allergen ist nicht identisch mit dem Allergen, welches im reinen Getreide vorkommt. Es gibt seltene Fälle von Überempfindlichkeit gegenüber reinem Mehl (z. B. bei Mühlenarbeitern), das sind aber Ausnahmen. Sehr oft findet man aber Asthmatiker, welche gegenüber milbenhaltigem Mehl überempfindlich sind. Das Milbenallergen haftet an den Milben selbst und an dem Mehl (auch wenn die lebenden Milben es verlassen haben). Es verursacht bei cutaner und intracutaner Applikation bei überempfindlichen Personen starke Hautreaktionen, und kann bei sehr empfindlichen Allergikern in dieser Weise auch Asthmaanfälle und Urticaria verursachen. Wir haben gezeigt, daß Tiere (Meerschweinchen und Kaninchen) sich durch tägliche Inhalation des milbenhaltigen Mehles gegenüber diesen Allergenen sensibilisieren lassen.

Ehe wir unsere Versuche mit milbenhaltigem Mehl angestellt hatten, hatte schon Frugonis Mitarbeiter, Ancona, eine Epidemie von Asthma unter Müllern und Landarbeitern beschrieben, wobei sich herausstellte, daß die Ursache der allergischen Erscheinungen das Vorhandensein eines Parasiten (Pediculoides ventricosus) im Mehl war. 80% der Menschen, welche mit diesem Mehle häufig in Kontakt gewesen waren, bekamen Urticaria und Asthma. Die Erscheinungen fielen sofort weg, wenn ein derartiger Patient in die Klinik aufgenommen wurde. Cocas

Schülerin ELLA CROVE bezweifelt, ob in ANCONAS Fall echtes allergisches Asthma vorgelegen hat, weil das Blut dieser Asthmatiker nach einigen Jahren keine Übertragungssubstanz gegenüber den Allergenen der Parasiten mehr enthielt und die Hautreaktionen bei sechs der früher untersuchten Patienten (6) negativ war. Ohne sich die Mühe zu nehmen, unsere Milbenfälle zu untersuchen, scheidet ELLA CROVE auch diese Fälle von dem echten allergischen (nach COCA „atopischem") Asthma aus. Wir haben bei einigen Fällen von Überempfindlichkeit gegenüber milbenhaltigem Getreide, die wir daraufhin untersuchten, sehr deutliche Übertragung nach PRAUSSNITZ gefunden, so daß die Kritik von CROVE für unsere Fälle als etwas übereilig angesehen werden muß. Über die Pediculoides ventricosus-Fälle ANCONAS können wir uns kein Urteil formen, weil wir sie selbst nicht untersuchen konnten. Nur sei darauf hingewiesen, daß ANCONA seine Fälle 1921 beschrieb und daß die Kritik von ELLA CROVE 1925 kam. Es ist eine Frage, ob man 1925 feststellen kann, ob nicht 1921 im Blute der überempfindlichen Italiener Übertragungssubstanzen vorhanden waren, besonders weil bekannt ist, daß der Gehalt des Blutes an diesen Substanzen sehr schwanken kann. Der negative Ausfall der Hautreaktion, nachdem die italienischen Patienten 4 oder 5 Jahre nicht mit dem Allergen in Berührung gewesen waren, beweist gar nichts, weil auch in Fällen von „echter" Allergie (z. B. gegenüber Tierhaaren) die Hautreaktion nach Vermeidung von den Allergenen negativ werden kann.

Jedenfalls unterscheidet sich das durch milbenhaltiges Material verursachte Asthma nicht prinzipiell von den anderen Formen von allergischem Asthma. Überempfindlichkeit gegenüber Milbenprodukten kommt häufig vor. Wir fanden sie bei mehr als 20% unserer Asthmatiker. Dazu gehören nicht nur Landbauer und Getreidehändler, bei denen man es erwarten würde, sondern auch viele Menschen, die mit Getreide nichts zu tun haben. Milben können nämlich nicht nur in Getreide, sondern auch in Stroh, Packmaterial, Abfall von Schuhmachereien und überdies in Privathäusern in Stühlen, in Teppichen, Sofas, Bettmatratzen usw. vorkommen. Diese Insekten können noch eben mit bloßem Auge gesehen werden, aber am besten bei mikroskopischer Untersuchung mit schwacher Vergrößerung gefunden.

In der älteren Literatur findet man eine Anzahl Andeutungen über Hautausschläge und Urticaria, verursacht durch Milben. Eine ausführliche Literaturangabe hierüber gibt u. a. GRIMM. In jüngster Zeit haben u. a. OPPENHEIMER und TAGLICHT über Fälle von Milbenerkrankungen bei Dattelpäckerinnen berichtet.

Das Vorkommen der Milben ist von Jahreszeiten und Klimaeinflüssen abhängig und deshalb hat man das Recht, die durch diese Insekten geformten Allergene als Klimaallergene zu bezeichnen.

Wichtiger aber als diese Insekten sind als Allergenbildner die Schimmelpize, welche in unserem feuchten Klima fast überall in- und außerhalb der Wohnhäuser vorkommen. Diese Schimmelpilze sind nicht im üblichen Sinne pathogen für Menschen und sie wirken meistens nicht dadurch, daß sie wie die pathogenen Bakterien im Körper eindringen und dort giftige Substanzen produzieren, sondern diese Pilze leben und wachsen außerhalb des Körpers und formen da ihre Produkte, welche in die Luft übergehen und bei bestimmten prädisponierten Personen Krankheitserscheinungen hervorrufen. Man findet derartige Schimmelpilze überall in unseren Häusern im Zimmerstaub und in Teppichen, auf Tapetenpapier, im Keller usw. In derselben Weise wie diese Schimmelpilze, wirken auch andere größere Pilze, welche in verfaultem Holz vorkommen, weiter bestimmte Bakterien, u. a. Bacterium subtilis usw. Sehr viele Asthmatiker sind gegenüber solchen Mikroorganismen überempfindlich.

XII. Beweis für die Richtigkeit der Schimmelpilztheorie.

Es werden jetzt einige Beweise für die Richtigkeit unserer Theorie über die Wirkung von Schimmelpizallergenen (welche als Typus aller derartiger Klimaallergene zu betrachten sind) angeführt werden.

Den ersten Beweis werden wir an der Hand eines unserer klinischen Fälle bringen.

Patient A., ein Mädchen von 24 Jahren, wurde seit einigen Jahren von uns wegen Asthma und Ekzem behandelt. Sie war ein typischer Klimafall. In Amsterdam litt sie fortwährend an Asthma und Ekzem, in der Schweiz und ebenfalls in Grenoble in Frankreich, wo sie einmal ein halbes Jahr war, verschwanden beide Erscheinungen innerhalb einiger Tage. Es ging ihr während unserer Behandlung gut, bis sie im Januar 1925 uns wegen einem enormen, über den ganzen Körper verbreiteten Ekzem wieder konsultierte. Dieses Ekzem hatte sich am 21. Dezember 1924 zuerst gezeigt. Es war deutlich, daß an den dem 24. Dezember vorangehenden Tagen eine besondere Ursache eingewirkt haben mußte, es ließ sich aber zuerst keine solche finden. Wir erinnerten uns dann, daß Frugoni und Ancona stark wirkende Allergene in Federn aus Kopfkissen von Asthmatikern gefunden hatte, während Federn aus anderen Kopfkis ıen nicht allergenhaltig waren[1]. Dies brachte uns auf die Idee, die Patientin zu fragen, ob sie nicht etwa in der letzten Zeit ihre Bettmatratze geändert hätte; sie teilte dann mit, daß sie am 17. Dezember die Matratze ihres Bettes gewechselt und eine neue Matratze bekommen hatte, die zwei Jahre auf dem Speicher des Hauses gelegen hatte. Wir gaben dem Mädchen den Rat, eine andere Matratze zu neh-

[1] Später haben wir gefunden, daß dieser Unterschied in dem Allergengehalt verschiedener Federn vermutlich auf Wucherung von Aspergillus fumigatus in diesen Federn zurückzuführen ist.

men, und das Ekzem besserte sich. Nach zwei Wochen bekamen wir aber eine Nachricht von der Mutter, daß sie die Matratze einer ihrer anderen Töchter gegeben hätte und dieses Kind, das vorher nie ekzemartige Erscheinungen gezeigt hatte, bekam jetzt auch Ekzem am Gesicht. Wir baten sie dann, uns die Matratze zu schicken, brachten ein wenig des Kapok, womit sie gefüllt war, in einer sterile Petrischale, befeuchteten es mit Kochsalzlösung und stellten es in den Brutschrank. Nach einer Woche war auf dem Kapok eine Reinkultur von Aspergillus fumigatus gewachsen. Natürlich lag die Vermutung auf der Hand, daß Produkte des Fumigatus das Ekzem bei den beiden Mädchen hervorgerufen hatten, und um dieses beweisen zu können, wurden die folgenden Versuche angestellt.

1. Es wurde ein wässeriger Extrakt aus dem Kapok der Matratze gemacht und damit intracutane Hautreaktionen bei Asthmatikern vorgenommen. Eine große Prozentzahl reagierte positiv, während Normale nicht oder nur schwach reagierten.

2. Extrakt aus reinem, neu gekauftem Kapok gab negative Reaktion.

3. Reiner Kapok wurde befeuchtet und mit einer Reinkultur des aus der Matratze gezüchteten Aspergillus fumigatus infiziert und dann während 2 Wochen im Brutschrank gehalten. Ein daraus gemachter Extrakt gab positive Reaktionen bei Asthmatikern, negative Hautreaktion bei Normalen.

Durch diese Versuche hatten wir den sicheren Beweis erhalten, daß ein Schimmelpilz, eine Substanz, die vorher keine Allergene enthielt, allergenhaltig machen kann. Um nun festzustellen, ob dies nur ein Ausnahmefall war, oder ob es von allgemeinem Interesse ist, stellten wir eine Reihe von anderen Untersuchungen an. Es wurde Kapok aus verschiedenen Matratzen von Asthmatikern und Gesunden aus Privathäusern untersucht und wir fanden darin sehr oft Fumigatus und auch andere Aspergillusarten sowie Aspergillus flavus, niger, candidus, nidulans usw. und erhielten mit Extrakten davon positive Hautreaktionen. Matratzen aus einem Krankenhaus enthielten viel weniger Schimmelpilze, offenbar weil solche Matratzen sehr oft sterilisiert werden. Dies mag wohl einer der Gründe sein, weshalb in einem Krankenhaus die Asthmatiker so oft und schnell sich bessern. Im Laufe dieser Untersuchungen fanden wir auch in anderem Material aus Privathäusern verschiedene Aspergillusarten und auch andere Schimmelpilze, Penicillium mucor und Bacterium subtilis, die alle wirksame Extrakte lieferten. Auch größere Pilze, wie sie im verfaulten Holz vorkommen, bilden offenbar Allergene.

Aus Untersuchungen von Cooke in Amerika ist bekannt, daß Hausstaub Allergene enthält, welche Cooke nicht mit einem der damals bekannten Allergene indentifizieren konnte. Es ist wohl sicher, daß diese Allergene mindestens teilweise Schimmelallergene sind.

Wiewohl wir also verschiedene Schimmelpilzarten, als Allergenbildner indentifizieren konnten, waren bis jetzt der Fumigatus und verwandte Aspergillusarten, die am stärksten wirksamen. Die Tatsache, daß Aspergillus fumigatus ein so starker Allergenbildner ist, hat ein besonderes Interesse, weil er wohl der einzige Pilz dieser Gruppe ist, der eine Rolle in der menschlichen Pathologie spielt. Fälle von Aspergillose, charakterisiert durch Wucherung von Aspergillus fumigatus in den Lungen, sind durch RÉNON in Frankreich und SAXER in Deutschland beschrieben worden, und diese Krankheit kommt bei Vögeln öfters vor. In solchen Fällen aber tritt der Fumigatus in den menschlichen oder tierischen Körper ein und wächst dort, indem er manchmal große Pilzrasen formt. Bei den allergischen Klimakrankheiten aber liegt die Sache anders. Der Schimmelpilz wächst außerhalb des Körpers und bildet dort seine Produkte, welche für bestimmte dazu prädisponierte Personen schädlich sind.

Wir haben bis jetzt ungefähr 15 Schimmelpilze gezüchtet, welche als Allergenbildner wirken können, sind aber damit sicher noch nicht am Ende der Arbeit; zweifellos gibt es noch viele andere Mikroorganismen die eine ähnliche Wirkung haben können. Die Bakterien haben wir in dieser Hinsicht noch kaum und die Hefen noch gar nicht untersucht. Es ist also sehr gut möglich, daß heute oder morgen ein Allergenbildner gefunden wird, der stärker wirkt als die jetzt bekannten. Wir haben sogar den Eindruck, daß uns noch eine wichtige Gruppe ganz fehlt. Aber auch falls stärker wirksame Organismen gefunden werden, ändert das im Prinzip an unseren Voraussetzungen nichts. Wenn im folgenden wiederholt von Aspergillusextrakten die Rede ist, so geschieht das nur, weil diese Pilze uns einen besonders wirksamen Extrakt liefern. Der Fumigatus ist dabei nur als ein Beispiel einer ganzen Gruppe zu betrachten. Auch ist es möglich, und sogar wahrscheinlich — und das möchte ich ganz ausdrücklich betonen —, daß in anderen Ländern andere Schimmelpilze oder Mikroorganismen die Rolle spielen, welche Aspergillus und ähnliche Pilze in unserem Lande haben.

In England hat MIDDLETON eine periodenweise auftretende Krankheit beschrieben, die bei Arbeitern in Baumwollfabriken vorkommt und als „weavers cough“ bezeichnet wird. Die Krankheitserscheinungen sind dem Asthma ziemlich ähnlich. Er führt diese Krankheit auf das Vorkommen bestimmter Schimmelpilze auf den Baumwollenfäden zurück.

Bis jetzt stützten sich unsere Beweise für die Wichtigkeit der Schimmelpilze für die allergischen Krankheiten auf intracutane oder cutane Hautreaktionen, bei Allergikern. In letzter Zeit haben wir auf einem anderen Wege neues und überzeugendes Beweismaterial gesammelt. Wir haben nämlich zeigen können 1. daß eine subcutane Injektion von

Schimmelpilzextrakt allgemeine Reaktionen bei Asthmatikern hervorruft und 2. daß das Serum von Allergikern Substanzen enthält welche die Allergie (im PRAUSSNITZ-Versuch) auf normale Personen übertragen können und 3. daß das Blut Substanzen enthält, welche die Wirkung der Allergene in spezifischer Weise hemmen können (Antiallergene).

a) Erscheinungen, welche durch Injektion von Klimaallergenen bei Allergikern hervorgerufen werden.

Wenn einem, gegenüber Schimmelpilz überempfindlichen Allergiker eine sehr kleine Dosis des Allergenextraktes subcutan injiziert wird, so wird sich danach, wie das auch bei Heufieber und anderen Allergien der Fall ist, sein Zustand während einiger Tage verbessern und durch fortgesetzte Injektionen mit solchen — oder etwas höheren Dosen — kann man allmählich eine Desensibilisierung erreichen. Diese sehr kleinen therapeutischen Dosen liegen meistens bei der Verdünnung 1:10 000 000 oder 1:1 000 000 unserer Standardextrakte, wovon dann 1 ccm injiziert wird.

Gibt man größere Dosen, so kann der Patient eine allgemeine Reaktion zeigen mit Niesen, Symptomen der Rhinitis vasomotoria, manchmal Kopfschmerzen, Unwohlsein, Temperatursteigerung und oft mit Asthmaerscheinungen und Ekzemen. Meistens zeigen sich die Rhinitiserscheiungen am frühesten und es kommt vor, daß ein Patient nach einer Allergeninjektion mitteilt, sein Asthma habe sich gebessert, nur hat er statt dessen einen dauernden „Schnupfen“ bekommen. In solchen Fällen ist die Grenze zwischen therapeutischer und toxischer Dosis gerade überschritten worden.

Die Dosen, welche bei Allergikern allgemeine Erscheinungen hervorrufen, schwanken von 1 ccm der Verdünnung 1:1 000 000 bis 1 ccm von 1:10 000. In einem Fall gab sogar 1 ccm von der Verdünnung 1:10 000 000 noch deutliche asthmatische Beschwerden.

b) Die passive Übertragung der Schimmelpilzallergie.

Oben ist schon die passive Übertragungsmethode von PRAUSSNITZ besprochen worden. Sie gelingt nicht mit jedem Allergiker und nicht bei jeder Versuchsperson, kann aber doch als ein Charakteristikum für die Allergie gelten.

Für uns war die Methode wertvoll, weil wir damit zeigen konnten, daß das Serum der Klimaallergiker eine Substanz enthält, welche die Schimmelpilzallergie auf die Haut von normalen Versuchspersonen übertragen kann. Überdies haben wir gezeigt, daß die Übertragung der Schimmelpilzüberempfindlichkeit spezifisch ist insofern, als mit Serum einer Person, die nur überempfindlich gegenüber Schimmelpilzallergenen ist, nur diese Allergie übertragen werden kann.

c) Hemmungssubstanzen (Antiallergene).

Wir haben zeigen können, daß das Blut von Allergikern öfters Substanzen enthällt, welche in spezifischer Weise die Wirkung der Allergene hemmen können und es spricht nichts dagegen, diese Substanzen Antiallergene zu nennen. Das Vorhandensein dieser Allergene läßt sich folgendermaßen zeigen: Es wird eine Rekordspritze mit 0,1 ccm eines Allergenextraktes beschickt, dann eine Vene des Patienten punktiert und 0,9 ccm Blut hinzugezogen, einige Male geschüttelt und 0,1 ccm der Mischung demselben Patient in den Vorderarm intracutan eingespritzt. An die symmetrische Stelle des anderen Arms wird nun 0,1 ccm von einer 1:10 Verdünnung desselben Allergens in physiologischer Kochsalzlösung injiziert. Die zweite Reaktion wird sehr deutlich sein, die erste Reaktion weniger deutlich oder ganz fehlen.

Die hemmenden Substanzen sind nicht immer nachweisbar. In einer früheren Untersuchung gelang uns der Nachweis nicht; die Ursache dafür ist uns jetzt klar. Injektion von 0,1 ccm des Blutes eines Menschen in die eigene Haut, gibt oft an sich eine positive Reaktion, wie das auch von Kerppola gezeigt worden ist. Es kann dadurch natürlich eine hemmende Wirkung verdeckt werden. Man kann diesen Versuch also nur an Allergiken, die nicht auf ihr eigenes Blut reagieren, demonstrieren.

Noch in anderer Weise läßt sich der Beweis für die Richtigkeit unserer Auffassung über den Einfluß der Klimaallergene bringen.

Wenn nämlich der günstige Einfluß des Höhenklimas auf das Asthma auf einen Mangel an Klimaallergenen zurückzuführen ist und der schlechte Einfluß der Niederungen auf ein Übermaß an Klimaallergenen, so sollte es möglich sein, durch technische Maßnahmen die Resultate des Höhenklimas in den Niederungen zu reproduzieren. Es wäre dann nur nötig, die Asthmatiker in hermetisch geschlossene Kammern zu bringen, welche mit allergenfreier Luft ventiliert werden. Dieses Prinzip haben wir vor 3 Jahren in der Leidenschen „Klinik für allergische Krankheiten" verwirklicht, und weil unsere Arbeiten der letzten Jahre sich größtenteils auf unsere Untersuchungen an Patienten in allergenfreien Kammern stützen, wird die Einrichtung der Klinik etwas ausführlicher zu besprechen sein.

XIII. Die Einrichtung der allergenfreien Kammern in der Klinik für allergische Krankheiten.

Bei der Einrichtung der Klinik für allergische Krankheiten haben uns in hohem Maße die außerordentlich großen theoretischen und technischen Kenntnisse des Herrn Ing. Einthoven jr. genützt. Ohne seine Hilfe wäre die Ausarbeitung und praktische Verwirklichung unserer Ideen über Klimaallergene sicher unmöglich gewesen. Nachdem im Vorversuche verschiedene Systeme ausprobiert worden waren, wurde schließlich auf folgende Weise eine für die Behandlung von Allergikern eingestellte Klinik eingerichtet.

In einer der feuchtesten Gegenden von Holland haben wir zwei Privathäuser gemietet, welche ziemlich schlecht gebaut und sehr feucht sind. Diese Häuser liegen dicht neben einem Kanal und direkt vor dem Hause ist ein Graben. In acht von den Zimmern dieser Häuser haben wir kleine Kammern gebaut, welche allergenfrei gemacht worden sind; diese acht Kammern bieten Platz für die Behandlung von 16 Patienten. Diese Patienten können wie in jeder anderen Klinik verpflegt werden, aber außerdem können wir sie, solange dies nötig wird (tage-, wochen- oder sogar monatelang), in einer Umgebung halten, welche ganz oder fast ganz allergenfrei ist.

Die Dimensionen der allergenfreien Kammern sind $2,5 \times 2,5 \times 3$ m. Jede Kammer bietet Platz für zwei Patienten. Die Wände, Decke und der Boden der Kammer bestehen aus einem Asbestmaterial (Eternit), sie sind gefärbt und gefirnißt und schließen luftdicht. Jede Kammer enthält nur zwei eiserne Betten und zwei eiserne Nachttische; die Matratzen und Bettdecken sind sterilisiert.

Ehe der Patient in seine Kammer eintritt, entkleidet er sich in dem gewöhnlichen Zimmer und betritt die allergenfreie Kammer also nur in seinem Nachtanzug.

Die Ventilation der Kammer geschieht durch Luft, welche durch einen großen Ventilator in das Haus hineingepreßt wird. Dieser Ventilator saugt Luft durch ein 0,5 m weites Rohr, dessen Oberende 35 m oberhalb des Bodens steht. Im Garten der Klinik ist ein eiserner Turm gebaut, der dieses Rohr hinauf leitet (Abb. 4). Der Ventilator bringt die aus dem Rohr angesaugte Luft durch ein Röhrensystem in die Klinik. Jede Kammer bekommt pro Minute etwa 3 cbm Luft. Wir ventilieren auch noch einige größere Zimmer mit dieser Luft, so daß im ganzen 50 cbm pro Minute verbraucht werden. Im Zentrum des Hauses befindet sich ein kleines Zimmer (Verteilzimmer), wo die Luft erwärmt wird, und von hier aus wird sie durch das Röhrensystem in die verschiedenen Kammern verteilt.

Ehe die Röhren, welche vom Ventilator zu dem Hause führen, letzteres erreichen, wird ein Rohr abgezweigt und in eine kleine Kabine geführt, wo eine große Kühlmaschine (mit einer Kapazität von 4000 Calorien pro Stunde) steht. Die Luft strömt an der Oberfläche dieser Maschine (Oberfläche 20 qm) vorbei und wird bis etwa -5^{0} C abgekühlt (im Winter natürlich noch niedriger), sie verliert dadurch eine große Menge des Kondenswassers und dadurch wird selbstverständlich auch der größte Teil aller kolloidaler Partikelchen, welche in der Luft vorhanden waren, mitgerissen. Wenn die Luft diese Kühlmaschine verläßt, ist sie also kalt, trocken und rein. Ehe sie in die Kammer hineingeführt wird, muß sie erwärmt werden und dadurch senkt sich die relative Feuchtigkeit sehr erheblich.

Durch eine einfache Einrichtung kann man durch Drehen einer Klappe im „Verteilzimmer“ bestimmen, welche Kammern mit gewöhnlicher Luft ventiliert werden sollen und welche die gekühlte und trockene Luft bekommen werden. Abb. 5 gibt eine schematische Zeichnung einer derartigen Anlage.

Es ist klar, daß ein System, wie es hier beschrieben worden ist, nur einige Stunden ununterbrochen im Gange bleiben könnte, weil das Kon-

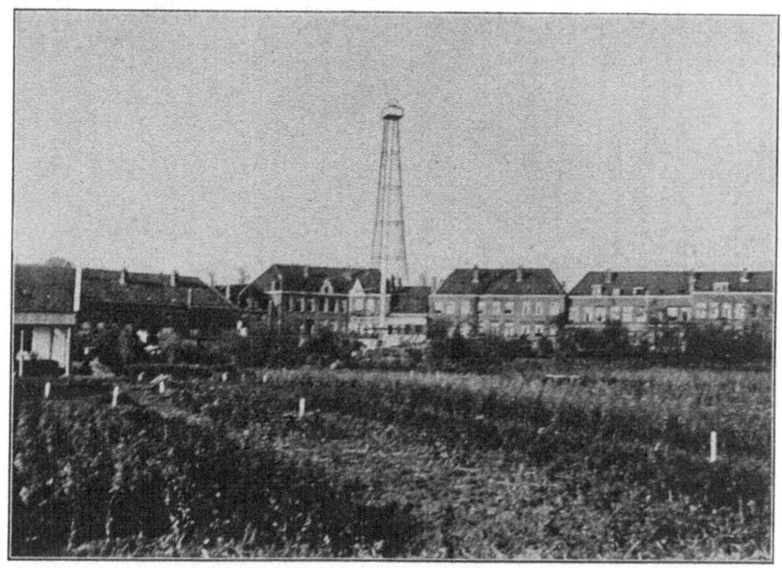

Abb. 4. Klinik für allergische Krankheiten in Leiden.

densationswasser ausfrieren würde, so daß sich an der Oberfläche der Kühlmaschine eine Eisschicht bildet, wodurch die Passage der Luft aufgehalten würde. Deshalb muß die Kühlmaschine alle 4—6 Stunden automatisch ausgeschaltet werden, was durch ein mit einer elektrischen Uhr in Verbindung stehendes Relay besorgt wird. In demselben Augenblick, in dem die Maschine ausgeschaltet wird, werden eine Anzahl elektrische Heizkörper eingeschaltet, so daß die Luft, ehe sie in die Kühlmaschine eintritt, erhitzt und das Eis zum Tauen gebracht wird. Sobald nun das Auftauen beendet ist und die Temperatur im Inneren der Kühlmaschine etwas mehr als 1° erreicht hat (was andeutet, daß alles Eis aufgetaut ist), so muß automatisch die Kühlmaschine wieder eingeschaltet und die Heizkörper wieder ausgeschaltet werden. Überdies darf während der Tauperiode die Luft, welche entlang der Oberfläche der Kühlmaschine gestrichen und dadurch naß geworden ist, nicht in die Kammern hinein kommen; darum wird in der Tauperiode ebenfalls automatisch, im „Verteilzimmer“ eine Klappe geöffnet, welche die Luft nach außen abschließt. Wenn am Schlusse der Tauperiode die Kühlmaschine wieder in Gang gebracht wird, muß natürlich auch auto-

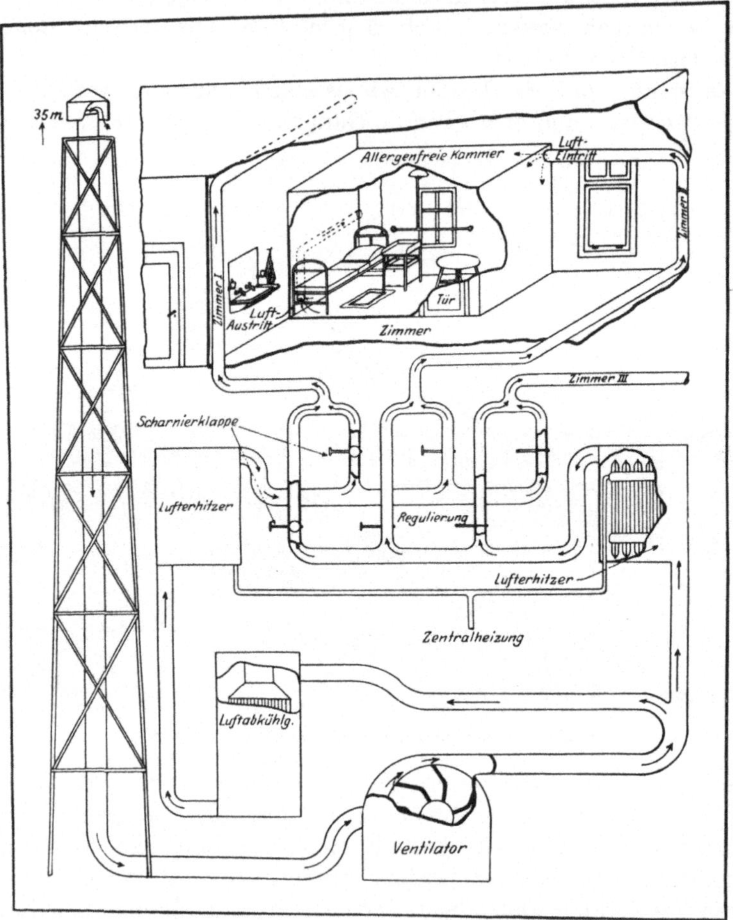

Abb. 5. Schema der Ventilationsanlage.

matisch diese Klappe wieder geschlossen werden. Details von diesen Einrichtungen können hier natürlich nicht gebracht werden. Abb. 6 gibt die Kurve der relativen Feuchtigkeit während 5 Tagen im August in einer von unseren allergenfreien Kammern. Die Temperatur dieser Kammer wurde während dieser Zeit auf 20° C gehalten. Es muß erwähnt werden, daß die relative Feuchtigkeit in unseren Gegenden meistens 70—95% beträgt und daß auch ziemlich hoch im Gebirge die mittlere Feuchtigkeit meistens höher ist als die Feuchtigkeit, welche wir erreichen können (wiewohl natürlich auf größeren Höhen in bestimmten Perioden des Jahres die relative Feuchtigkeit niedriger ist als bei uns).

Verfasser legt bei der Behandlung der Allergiker keinen so großen Wert auf die Trockenheit der Luft (wiewohl sie für Bronchiektasien oder Tuberkulose vielleicht von Vorteil sein könnte), wir messen aber die Trockenheit der Luft, weil sie uns ein Indikator der Reinheit ist.

Resultate unserer Behandlung in der allergenfreien Kammer. Statistische Angaben über den Einfluß des Aufenthaltes in allergenfreien Kammern auf die ersten 80 Patienten, welche in der Klinik aufgenommen wurden, sind von Dr. KREMER und mir publiziert worden. Wir fanden, daß 74% unserer Patienten innerhalb 2 oder 3 Tagen nach der Aufnahme praktisch frei von Anfällen wurden, während 16% nach

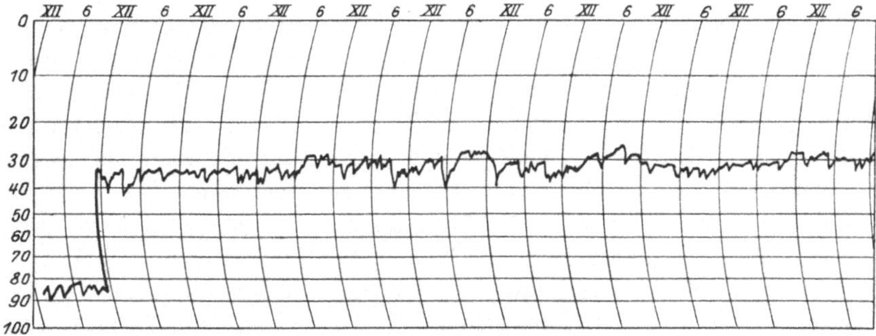

Abb. 6. Kurve der relativen Feuchtigkeit während 5 Tagen im August in der allergenfreien Kammer bei Temperatur von 22° C.
Der Beginn der Kurve gibt die relative Feuchtigkeit in einem nicht-ventilierten Zimmer desselben Hauses bei einer Temperatur von 24° C.

2—3 Wochen sehr deutlich gebessert waren und nur 10% refraktär blieben. Die Zahl der bis jetzt behandelten Patienten übersteigt schon 600 und unsere Resultate sind in der letzten Zeit noch etwas besser geworden als die publizierten.

Wenn man aber diese Resultate mit jenen, welche TURBAN und SPENGLER für Davos geben, vergleicht, so findet man eine so gute Übereinstimmung, als überhaupt erwartet werden kann.

Bei der Beurteilung der gegebenen Zahlen muß darauf Rücksicht genommen werden, daß sie sich nur auf den Zustand des Patienten während des Aufenthaltes in der Klinik beziehen und daß sie also keine Aufklärung für das Endresultat der Behandlung geben. Natürlich kann ein Asthmatiker nicht dadurch geheilt werden, daß man ihn einfach einige Wochen in die Klinik aufnimmt, denn wenn die Patienten die Klinik verlassen, gelangen sie zu Hause in denselben Zustand wie vorher. Auch in dieser Hinsicht leisten also Höhenklima und allergenfreie Kammer genau dasselbe, denn auch ein Aufenthalt im Höhenklima hat nur einen temporären Erfolg und heilt das Asthma nicht. Auf diese Frage kommen wir im Kapitel „Therapie" noch zurück[1].

Die Ätiologie des Asthma bronchiale.

Der Verfasser möchte eine Theorie vorschlagen, welche zu einem besseren Verständnis der Ätiologie des Asthma bronchiale und ebenso der anderen allergischen Erkrankungen führen kann. Aber ehe das geschieht, soll noch eine andere Frage berührt werden. Warum bekommen manche Personen eine allergische Erkrankung, während andere, die ebenso den allergischen Substanzen ausgesetzt sind, sie nicht bekommen? Diese Frage braucht nur ganz kurz diskutiert zu werden, nachdem die hauptsächlichsten Gründe dafür bereits in einem früheren Kapitel besprochen worden sind.

Es besteht kein Zweifel, daß die meisten Asthmatiker eine ererbte Prädisposition für die Aquirierung einer allergischen Erkrankung haben. Alle Autoren sind einstimmig der Meinung, daß die Zahl jener allergischen Patienten, die erbliche Faktoren zeigen, etwa 50% beträgt. Andererseits können zweifellos auch Menschen von vollständig normaler Disposition bei genügend langem Kontakt mit dem Allergen eine allergische Erkrankung bekommen. Die Beobachtungen von ANCONA über epidemisches Asthma lassen hierüber keinen Zweifel bestehen.

Wir sind der Meinung, daß einer der wesentlichen Faktoren der Erblichkeit und anderer Prädispositionen in einer vermehrten Permeabilität oder Vulnerabilität bzw. Empfindlichkeit der Haut und der Schleimhäute und vielleicht auch der anderen Körperzellen liegt. Wie oben erwähnt, haben wir gefunden, daß 50% unserer Asthmatiker während ihrer Kindheit an einer spezifischen Form von Ekzem des Gesichts (Milchschorf) gelitten haben, während 30% Bronchitis hatten, ehe die asthmatischen Anfälle auftraten. Von den übrigen 20% hatten manche eine Periode überstanden, in welcher die Darmwand jedenfalls mehr als normal permeabel war (Typhus, gastrische Ulcera usw.) oder sie hatten Masern oder Keuchhusten gehabt. Die Grippeepidemie von 1918 ist sicher auch für eine Reihe von Asthmafällen verantwortlich.

ABELS weist darauf hin, daß oft die Ausbrüche des Strophulus infantum mit einer fieberhaften Krankheit (Influenza) zusammenfallen, manchmal ihr sogar vorausgehen. Er meint, daß die von dieser Krankheit befallenen Kinder überempfindlich gegenüber einer Anzahl Bakterienprodukten sind und nennt

---

[1] Einige Patienten, welche sehr empfindlich für Klimaeinflüsse sind, teilten mir mit, daß auch in den nördlichen Teilen von Schweden — an tiefgelegenen Orten — ihre Anfälle ganz weggeblieben sind, während sie auf der Rückreise sich schon in Dänemark wieder einstellten. Vielleicht verhält sich ein sehr kaltes Klima — auch wenn das Land flach ist — ähnlich wie ein Hochgebirgsklima.

diesen Zustand, weil noch keine spezifischen Überempfindlichkeiten vorhanden sind, einen idio-ergischen. Auf dem Boden dieser nicht spezifischen Allergie kann sich dann später die spezifische entwickeln.

Vieles spricht dafür, daß ABELS' Auffassung richtig ist; es bleibt aber auch möglich, daß die Empfindlichkeit gegenüber Bakterienprodukten eigentlich nicht die primäre Ursache des Strophulus infantum ist, sondern daß die nicht spezifische Ursache (in casu die Infektion) nur die Reizschwelle für eine unterschwellige (und daher latente) spezifische allergische Reaktion erniedrigt.

Ausgehend von den oben erwähnten Tatsachen und unter Berücksichtigung auch der anderen oben angeführten Gründe und Versuche, kann man die folgende Theorie über die Ätiologie der allergischen Krankheiten aufstellen:

Allergische Krankheiten sind verursacht durch die Inhalation oder Ingestion von Substanzen, die für den Patienten toxisch sind. Diese Substanzen können schon bei der ersten Gelegenheit toxisch sein oder sie können gewöhnliche Allergene sein, d. h. sie sind nur aktiv nach einer vorherigen Sensibilisierung.

Normale Menschen sind nicht empfindlich für die Wirkung von reinen Allergenen, sie können aber unter gewissen Umständen sensibilisiert werden. Diese Sensibilisierung kann durch eine Injektion stattfinden, wie z. B. im Falle von Serumbehandlung oder Bluttransfusion (wie in einem Falle von RAMIREZ und in den Versuchen von FRUGONI); sie kann aber auch eingeleitet werden durch eine lange Berührung mit den Allergenen, wenn andere reizende Substanzen vorhanden sind, durch die die Haut oder die Schleimhäute permeabler geworden sind. Die auffallendsten Beispiele dieser Möglichkeit sind die Fälle von epidemischem Asthma, die ANCONA beschrieben hat, manche Fälle von CURSCHMANN (Asthma, das durch das Fellfärbungsmittel Ursol verursacht wurde), die Fälle von Ipecacuanhaasthma, wobei Emetin als reizende Substanz wirken kann, ferner Fälle, in welchen die allergische Erkrankung erst nach einem Darmulcus oder nach einer Darmoperation auftritt.

Prädisponierte Menschen (inbegriffen auch die erblichen Fälle) werden durch das Allergen selbst dann sensibilisiert, wenn die reizende Substanz nur eine leichte Wirkung hat oder vollständig fehlt. Die meisten dieser Patienten haben an Krankheiten gelitten, die die Haut oder Schleimhäute permeabler machen (Eczema faciei, Bronchitis); deshalb werden sie leichter sensibilisiert und werden durch reizende Substanzen auch stärker gereizt als normale Menschen; das ist ein anderer Grund, warum sie leichter sensibilisiert werden.

Der folgende Punkt ist von Interesse. Wenn ein Kind an Ekzem des Gesichts leidet, so werden Allergene, die in der Luft sind, fähig sein, durch die Haut zu dringen, und wenn sie das einmal getan haben, können sie das Kind sensibilisieren. Je nach der Art der Allergene, die in der Luft vorherrschen, wird das Kind gegenüber Pferdestaub, Kaninchenhaar usw. sensibilisiert werden. Wenn aber das Kind in einer Gegend lebt, in der Klimaallergene in der Luft vorhanden sind, dann ist es gar nicht anders möglich, als daß es auch gegenüber diesen Allergenen sensibilisiert wird. Damit ist auch erklärt, warum in solchen Gegenden reine Fälle einer einfachen Sensibilisierung so selten sind. Der klimatische Faktor spielt immer noch außerdem die Rolle eines Verstärkers.

Es darf nicht vergessen werden, daß es nicht möglich ist, eine scharfe Grenze zwischen den irritierenden Substanzen und zwischen den sogenannten eigentlichen Allergenen zu ziehen. Die Substanzen, die in dem durch Milben oder gewisse Pilze infizierten Getreide vorkommen, sind sicherlich Allergene; denn Tiere und Menschen, die gegen diese Substanzen bei der ersten Berührung unempfindlich sind, werden nach und nach sensibilisiert. Aber diese Substanzen werden jedenfalls auch eine primäre reizende Wirkung haben; denn schon 8 Tage alte Meerschweinchen (die von einer nicht sensibilisierten Mutter stammen) können bei ihrer ersten Berührung mit solchen Substanzen ausgesprochene Symptome zeigen. Es ist auch leicht zu begreifen, daß Menschen, deren Schleimhäute durchgängiger als gewöhnlich sind, mehr unter der primären Wirkung dieser Substanzen zu leiden haben. In vielen Fällen muß man die Allergene nicht nur mit Anaphylaktogenen (wie z. B. Eiereiweiß), sondern auch mit Toxinen vergleichen. Sie haben eine primäre toxische Wirkung, aber auch eine allergische.

Eine andere Frage ist, was geschieht, wenn das Allergen durch die Haut oder die Schleimhaut gedrungen ist?

Es sind zwei Möglichkeiten vorhanden: das Individuum wird entweder sensibilisiert oder es wird immunisiest.

In unseren Tierversuchen mit milbenhaltigem Getreide haben wir beide Prozesse beobachtet. Manche Tiere sind bei der ersten Berührung mit Milbenallergen unempfindlich, aber nach einigen Tagen werden sie sensibilisiert und nach einigen Wochen immunisiert; dann kommen abwechselnd Perioden von Sensibilisierung und Immunisierung. Manche Tiere sind bei ihrer ersten Berührung empfindlich; diese Empfindlichkeit nimmt anfangs zu, später aber nimmt sie wieder ab und kann dann von einer zweiten Periode der Sensibilisierung oder Immunisierung gefolgt sein. Einzelne Tiere, die nicht immunisiert werden und deren Symptome zunehmen, gehen ein.

Wahrscheinlich entstehen dieselben Prozesse auch beim Menschen, aber gewöhnlicn in einer milderen Form. Die meisten Menschen werden immunisiert, einzelne nicht, und diese zeigen dann allergische Erkrankungen; sie können sogar daran sterben.

Es folgt also hieraus, daß die Annahme einer vermehrten Verletzbarkeit der Haut oder der Schleimhäute nicht genügt, um die Ätiologie der allergischen Krankheiten zu erklären. Sie zeigt nur, wie die Allergene in den Kreislauf der Allergischen gelangen können. Damit ist aber noch nicht erklärt, warum das allergische Individuum nicht immunisiert wird, während das mit vielen anderen Menschen geschieht. Demnach ist es notwendig, anzunehmen, daß den allergischen Personen eine immunisierende Fähigkeit des Körpers fehlt. Es ist bereits oben gezeigt worden, daß zahlreiche Allergische auch einen Mangel der Schutzwirkung gegenüber abnormen idiosynkratischen Wirkungen von Chemikalien bzw. Drogen zeigen. Dieser Mangel an Schutzmechanismen kann so weit gehen, daß Eiweißarten, die für normale Menschen vollständig gefahrlos sind, gefährlich werden; das sind die Fälle von angeborener Überempfindlichkeit gegenüber Eiereiweiß, Kuhmilch usw.

So weit ich es überblicken kann, erklärt diese Anschauung, welche die Gegenwart von zwei Faktoren annimmt, nämlich erstens die erhöhte Haut- oder Schleimhautdurchlässigkeit, und zweitens den Mangel einer immunisierenden Fähigkeit, alle bekannten Tatsachen der Allergie. Außerdem ist gerade vom Verfasser gezeigt worden, daß der erstere Faktor in den meisten Fällen von Allergie vorkommt, während vom zweiten Faktor bewiesen ist, daß er in manchen Fällen von Arzneimittelüberempfindlichkeit vorhanden ist. Trotzdem die Gegenwart von beiden Faktoren notwendig zu sein scheint, um gewisse Fälle der Allergie zu erklären, zeigen doch die Beobachtungen von Ancona (epidemisches Asthma unter normalen Menschen), daß der erste Faktor, nämlich die vermehrte Hautempfindlichkeit, schon allein genügen kann.

Psychische Faktoren.

Es ist angebracht, hier eine Frage zu besprechen, die wiederholt mit Bezug auf das Asthmaproblem erörtert worden ist, das ist die Frage des psychischen Beeinflussung des Asthmas.

Es liegt uns fern, die Bedeutung von psychischen Momenten beim Zustandekommen von Asthmaanfällen zu leugnen. Jedermann, der Asthmafälle behandelt hat, muß diesbezügliche Erfahrungen gesammelt haben. Wenn derartige Einflüsse stark einwirken, können sie das ganze Krankheitsbild beherrschen und jede antiallergische Therapie illusorisch machen. Asthmatiker sind oft (bei weitem nicht immer) Menschen mit neurotischer Veranlagung und auch ohne das kann man bei einem derartigen qualvollen Leiden sich kaum denken, daß psychische Faktoren nicht hineinspielen würden. Es sei auch zugegeben, daß der Psychiater, der Psychoanalytiker, jeder Arzt und jeder Quacksalber, der seinen Patienten psychisch richtig zu beeinflussen weiß, auf psychischem Wege Besserungen und mitunter „Heilungen" hervorrufen kann. Damit hat man aber noch nicht das Recht erhalten, das Asthma als eine Neurose zu bezeichnen, ebensowenig wie das unendlich oft zitierte Beispiel des Aufhörens der Zahnschmerzen, wenn man beim Zahnarzt angeklingelt hat, dazu führen darf, die Zahnkaries als eine Neurose zu betrachten. — Psychische Einflüsse spielen bei der Gicht, bei dem Magenulcus, bei der Basedowschen Krankheit, bei der Tuberkulose und bei vielen anderen Krankheiten mit organischer Unterlage eine ebenso große Rolle wie bei den allergischen Krankheiten. Will man alle diese Krankheiten, weil sie psychisch beeinflußbar sind, als Neurosen betrachten, so ist das eine Geschmackssache, die nur den Nachteil hat, daß sie die Aufmerksamkeit von den wirklichen ätiologischen Faktoren ablenkt. — Der Ausdruck „Asthma nervosum" ist deshalb verwerflich, weil er den Patienten mit dem Stempel der „Nervenkrankheit" belastet und den Arzt, falls die psychische Therapie nicht hilft, dazu verleitet, als einzige weitere therapeutische Maßnahme das Adrenalin oder — was schlimmer ist — die Morphiumspritze anzuwenden. — Schon weil um der Diagnose „Asthma nervosum" willen Tausende und Abertausende von Menschen jahrzehntelang gelitten haben, ohne daß wirklich behandelnd eingegriffen wurde, sollte diese unglückselige Bezeichnung endlich einmal verschwinden. Es gibt keine nervöse Zahnkaries, keine nervöse Tuberkulose, warum sollte es ein nervöses Asthma geben?

Eine bestimmte Gruppe von Ärzten spricht von Asthma nervosum unter einer anderen Voraussetzung und sieht im nervösen Element nur eine Überempfindlichkeit des sympathischen Nervensystems, speziell des Vagus. Das Asthma wird dann als Vagusneurose bezeichnet. Dazu ist folgendes zu bemerken. Es fehlt jeder Beweis, daß beim Asthma wirklich eine isolierte Überempfindlichkeit des N. vagus vorliegt. Injektionsversuche mit Pilokarpin, Atropin, Adrenalin, weisen — wenn sie überhaupt etwas beweisen können — ebensogut in der Richtung einer Sympathicusneurose. Auffallend ist auch, daß neuerdings als Therapie für das Asthma die Durchschneidung des Halssympathicus vorgeschlagen worden ist, was für eine Vagusneurose — mit schon überempfindlichem Vagus — wohl die merkwürdigste Therapie wäre, die es überhaupt gibt. Will man schließlich den Standpunkt einnehmen, daß bei Asthmatikern — durch unbekannte Ursachen — das richtige Zusammenarbeiten der verschiedenen Teile des sympathischen Nervensystems gestört ist, so ist nicht viel dagegen einzuwenden; aber diese Annahme wendet sich nicht gegen die Theorie der allergischen Entstehung des Asthmas, sondern steht daneben. Die allergische Theorie sucht zu erklären, warum ein bestimmter Asthmatiker an einem bestimmten Zeitpunkt Asthmaanfälle bekommt (wobei, wie oben erwähnt wurde, zugegeben wird, daß psychische Momente dabei gelegentlich eine wichtige Rolle spielen können); die Theorie der gestörten sympathischen Innervation versucht zu erklären, warum Patient A ein Asthmatiker ist und B nicht. — Nur sei dabei noch einmal ausdrücklich hervorgehoben, daß der Asthmatiker nicht ein Mensch ist, der auf alle Reize leichter anspricht. Er ist nur gegen ganz bestimmte und für jeden Patienten charakteristische Substanzen überempfindlich.

Als Beweis für die psychische und gegen die allergische Genese von Asthma- oder Urticariaanfällen hat man oft die Tatsache angeführt, daß mitunter ein Allergiker, der überempfindlich gegenüber einer bestimmten Substanz ist, auch dann Anfälle bekommt, wenn er nur glaubt, mit dieser Substanz in Berührung zu kommen. Das klassische Beispiel ist das der jungen Frau, die überempfindlich gegenüber Rosen war und einen Heuschnupfenanfall bekam, weil Rosen im Zimmer waren und dann nachher bemerkte, daß es Papierrosen waren. Man könnte aber solche Vorfälle leicht in Analogie mit bekannten physiologischen Tatsachen erklären, auf deren Zusammenhang mit der Allergie meines Wissens zuerst DALE hingewiesen hat.

Wenn einem Hund Fleisch gezeigt wird, so bekommt er Speichelfluß: unbedingter Reflex PAWLOWS. Wenn man ihm aber jeden Tag Fleisch zeigt und gleichzeitig einen roten Ball, dann kann man nach einiger Zeit das Fleisch weglassen und nur den roten Ball zeigen, die Speichelreaktion wird sich dann doch zeigen: bedingter Reflex.

DALE machte nun folgende Beobachtung: Es wurde einem Hund — mit dem Zweck die Wirkung von chronischer Salvarsanvergiftung zu studieren — in DALES Laboratorium während einer bestimmten Periode täglich eine intravenöse Salvarsaninjektion gegeben. Diese Einspritzung rief Speichelreaktion hervor, aber nach einiger Zeit setzte schon ein sehr starker Speichelfluß in dem Augenblick ein, wo der Diener das Tier in das Laboratorium brachte. DIXON[1] hat ähnliches bei wiederholten Morphineinspritzungen und wir bei wiederholter Äthernarkose bei Katzen gesehen.

Mit Recht weist DALE darauf hin, wie diese Erscheinungen beim Tier manchen Fällen von psychisch bedingtem Asthma ähnlich sind, und diese Überlegungen stützen die Annahme, daß in allen Fällen, in denen auf psychischem Wege Anfälle hervorgerufen werden können, die Grundursachen organischer Genese gewesen sind und erst nachdem durch wiederholtes Betreten eines bestimmten Reflexbogens die Reizschwelle stark erniedrigt ist, können auch andere Reize und darunter die psychischen, den Anfall in Gang bringen.

Ernstlich sei aber davor gewarnt, die Diagnose „psychisch bedingtes Asthma“ zu leicht zu stellen. Immer wieder sieht man, wie ein jahrelang als psychisches oder nervöses Asthma betrachteter und behandelter Fall in dem Moment verschwindet, wo das spezifische Allergen gefunden wird und entfernt werden kann.

Nicht nur zur Erklärung des Entstehens der Asthmaanfälle, sondern auch zur Erklärung der therapeutischen Folgen wird man die psychischen

[1] Mündliche Mitteilung.

Faktoren in Betracht ziehen müssen. Nach meiner Erfahrung allerdings in geringem Grade, denn es ist leichter einen Anfall auf psychischem Wege auszulösen, als ihn auf psychischem Wege zu unterdrücken. Besonders Dauererfolge sind auf psychischem Wege schwer zu erreichen, und den Erfolg einer organischen Behandlung einfach der Suggestionswirkung des Arztes zuzuschreiben, ist besonders, wenn es Dauerresultate betrifft, meistens verfehlt. Man vergesse nicht, daß die meisten Asthmatiker schon soviel mitgemacht haben und schon so viele Enttäuschungen erlebt haben, daß die Suggestion, welche von der Injektion eines neuen Mittels ausgeht, nur eine sehr geringe sein kann. Besonders in den Fällen, wo wir durch die Aufnahme in die Klinik oder in die allergenfreie Kammer eine schnelle Besserung sehen (siehe später), taucht immer die Frage auf, ob das nicht der Ruhe und den psychischen Einflüssen zugeschrieben werden muß. Dazu ist zu bemerken, daß der Faktor „Ruhe" ausgeschlossen werden kann, weil erstens sehr oft Patienten zu Hause monatelang mit Anfällen zu Bette liegen und in der Klinik nach 2 Tagen frei werden, und zweitens sehr viele unserer Patienten in der Klinik auch dann ganz anfallsfrei waren, wenn sie den ganzen Tag ihrer Beschäftigung in der Stadt nachgingen und nur in der Klinik schliefen. Das Schlafen in der Klinik ist das wichtigste Moment. Kann das psychisch bedingt sein?

Die Möglichkeit gelegentlicher psychischer Beeinflussung muß zugegeben werden und kann in einem bestimmten Falle nicht ausgeschlossen werden. Daß aber psychische Einflüsse als Regel bestimmend sein würden, dagegen spricht folgendes:

1. Die Anfälle verschwinden fast nie sofort nach Eintritt in die Klinik, aber genau so wie im Hochgebirge nach ein- bis zweimal 24 Stunden.
2. Die Besserung tritt auch bei ganz kleinen Kindern auf, auch wenn sie — gerade während der ersten Tage — sich gegen diesen Aufenthalt in der Klinik sträuben.
3. Es verschwinden nicht nur die Asthmaanfälle, sondern auch die anderen allergischen Erscheinungen, wie z. B. die Ekzeme, die Urticaria.
4. Es wäre zu auffallend, daß in der Klinik immer eine Besserung, nie eine Verschlechterung vorkommt. Warum würden psychische Einflüsse immer nur in einer Richtung wirken?

Therapie der allergischen Krankheiten.

Da die allergischen Krankheiten sich in Anfällen äußern, die oft durch Perioden vollkommenen Wohlbefindens voneinander getrennt sind, ist es notwendig, zwei Phasen der Therapie zu besprechen, nämlich die Behandlung der akuten Anfälle und die Behandlung der Krankheit selbst. Die Behandlung des einzelnen Anfalles ist die leichtere Sache; viel schwieriger ist, die zweite Frage zu lösen.

Die Behandlung der akuten Anfälle von Bronchialasthma.

Eine Anzahl von Arzneimitteln und Methoden sind angegeben worden, um den asthmatischen Anfall zu bekämpfen. Es ist nicht nötig, eine Übersicht über sie alle zu geben, da ein Arzneimittel vorhanden ist, welches alle anderen weit übertrifft, das ist das Adrenalin. Wenn es richtig angewendet wird, mißlingt die Verhütung einer schweren Attacke durch Adrenalininjektion nur in sehr seltenen Fällen. Viele Ärzte injizieren das Adrenalin erst dann, wenn der Anfall bereits seinen Höhepunkt erreicht hat. Das ist falsch. Adrenalin soll gegeben werden, sobald sich die ersten Symptome eines beginnenden Anfalles zeigen. Die anzuwendenden Dosen werden dann fast immer viel niedriger sein als jene, die gewöhnlich gegeben werden; 0,2—0,4 ccm der gewöhnlichen $^1/_{1000}$ Lösung von Adrenalin werden meist genügen. Die beste Methode der Zufuhr ist die subcutane Injektion. Per os gegeben, hat es nur sehr geringe oder keine Wirkung. Der Vorschlag, das Adrenalin schon zu Beginn des Asthmaanfalles zu geben, hat zur Folge, daß die Injektionen in allen ambulanten Fällen im allgemeinen von den Patienten selbst oder durch einen der Angehörigen gegeben werden müssen, da der Arzt fast immer zu spät kommen wird. Zahlreiche Ärzte sehen die Pravazspritze ungern in der Hand der Patienten; aber nach der Meinung des Verfassers ist hier keine andere Lösung möglich. Übrigens besteht keine sehr große Gefahr. Unsere Erfahrungen haben gezeigt, daß nur wenige Leute zu unintelligent sind, um die richtige Handhabung der Spritze zu lernen. Wir haben Hunderte von Patienten gesehen, die sich häufig selbst Injektionen gaben, und nur in zwei Fällen haben wir dabei eine leichte, durch unvollkommene Asepsis verursachte Infektion entstehen sehen. Außerdem ist die Wahrscheinlichkeit einer Infektion mit virulenten Kokken in einem Privathaus viel geringer als in einer Klinik. Abgesehen von der Gefahr einer Infektion besteht noch die Möglichkeit, daß der Patient die Spritze mißbraucht und sich zu häufig Injektionen gibt; aber Mißbrauch kann schließlich auch mit jedem anderen Arzneimittel, das die Anfälle hemmt, getrieben werden. Wir haben sehr oft Patienten gesehen, die Asthmazigaretten bei Tag und Nacht in ungezählter Menge rauchten, und wir haben andere gekannt, die nahezu jede Stunde Asthmapulver verbrannten.

Die Meinung des Verfassers über diese Frage kann etwa folgendermaßen zusammengefaßt werden: Jedes Arzneimittel, welches beständig genommen wird, kann dem Patienten schaden; andererseits ist es aber für die Gesundheit des Patienten nicht wünschenswert, daß er mehrere Stunden, Tage oder gar Wochen lang asthmatische Anfälle habe. Gefährliche Folgen, wie Bronchitis oder Bronchopneumonie und spätere Komplikationen, wie Emphysem, Deformation des Thorax usw. folgen. So muß von zwei Möglichkeiten die weniger gefährliche gewählt werden, und das ist das Adrenalin. Außerdem wird der Patient, wenn ihm Adrenalin nicht gegeben wird, ein anderes Arzneimittel nehmen. Man wird ihm zwar raten, es nicht zu tun; aber Tatsache ist, daß er doch aus praktischen Rücksichten dazu greifen wird.

Wir sind also der Ansicht, daß man verständigen und vertrauenswürdigen Patienten erlauben muß, sich selbst Adrenalininjektionen zu geben (oder sie durch Angehörige geben zu lassen). Wieviel Adrenalin muß gegeben werden? Trotzdem wir häufig unseren Patienten, die in das Spital aufgenommen werden, größere Mengen injizieren, erlauben wir unseren Patienten außerhalb der Klinik niemals mehr als 0,4 ccm pro Injektion zu geben, und betonen immer, daß sie so wenig wie möglich und die geringste Dosis nehmen sollen, die überhaupt wirksam ist. Diese Dosis kann dann dreimal, in Ausnahmefällen viermal täglich gegeben werden. Diese Mengen werden sehr lange Zeit hindurch gut vertragen. Während dieser Zeit wird alles mögliche versucht, um eine wirkliche Behandlung der Krankheit durchzuführen, so daß weitere Injektionen dann überflüssig werden.

Im Zusammenhang mit der Frage über die Größe der zuzuführenden Dosis von Adrenalin kann bemerkt werden, daß jeder vernünftige Patient eine Überdosierung vermeiden wird, weil sich unerwünschte Nebenerscheinungen einstellen, wenn er mehr Adrenalin injiziert als im gegebenen Moment unbedingt nötig war. Nach Adrenalininjektionen fühlen sich viele Menschen krank und schwach, sie werden bleich und zittern; dieser Zustand dauert 10 Minuten, eine Viertelstunde, manchmal sogar länger; aber wir haben bemerkt, daß Asthmatiker sehr selten an diesen Symptomen leiden, wenn die injizierte Dosis, die für diesen Anfall geeignete Höhe hatte. Zum Beispiel wird ein Asthmatiker während eines schweren Anfalles 1 ccm Adrenalin vertragen; werden jedoch nach einigen Tagen die Anfälle leichter, so kann schon 0,4 ccm unangenehme Symptome verursachen. Während der Anwendung der therapeutischen Maßnahmen, die in dem nächsten Kapitel besprochen werden, ist oft beobachtet worden, daß das erste Zeichen einer Änderung des Zustandes des Patienten sich darin äußert, daß eine Dosis von Adrenalin, die vorher nicht geschadet hat, jetzt unangenehme Symptome macht.

Diese Tatsache zusammen mit dem Umstand, daß die Empfindlichkeit von Asthmatikern gegenüber Adrenalin nach lange fortgesetztem Gebrauch sich sehr wenig ändert (abgesehen von der Änderung der Empfindlichkeit, die durch die Änderung der Schwere der asthmatischen Anfälle verursacht wird, wie oben ausgeführt wurde), zeigt, daß Adrenalin nicht als ein Arzneimttel betrachtet werden muß, das zur Gewöhnung führt. Es gibt zweifellos Menschen, die zuviel Adrenalin nehmen; aber sie nehmen es immer nur, weil sie an Anfällen leiden; sobald die Anfälle aufhören, wird auch die Anwendung des Adrenalins aufgegeben. Ich habe niemals einen Patienten gesehen, der Adrenalin genommen hat, ohne daß er dyspnoisch war. Es besteht keine Sucht nach diesem Mittel, so wie etwa nach Morphin oder Cocain.

Außer Adrenalin ist eine große Anzahl anderer Arzneimittel im Gebrauch. In manchen Fällen kann Atropin nützlich sein, aber es hat den Nachteil, daß es gelegentlich den Zustand verschlechtert. Auch kommt Überempfindlichkeit gegenüber Atropin vor. Trotzdem geben wir es mitunter und dann gewöhnlich, wie PETRÉN das auch angibt, in großen Dosen von 3—4 mg täglich, und zwar in Fällen, in denen Adrenalininjektionen unmöglich oder von einem gewissen Gesichtspunkte aus unerwünscht sind.

Coffein, subcutan gegeben, kann in jenen seltenen Fällen von Nutzen sein, in denen Adrenalin die schweren asthmatischen Anfälle nicht hemmen kann. Wir beginnen dann häufig mit Injektionen von 100 bis 200 mg Coffein.

Abgesehen von den eben genannten, haben alle anderen Arzneimittel weniger Wert als das Adrenalin; sie werden manchmal helfen; aber wenn Adrenalin nicht hilft, so werden sie auch wirkungslos sein.

Es gibt aber eine Ausnahme von dieser Regel. Morphin und Chloralhydrat können asthmatische Anfälle selbst dann hemmen, wenn Adrenalin wirkungslos ist; letzteres kommt aber außerordentlich selten vor, und da die Gefahr der Gewöhnung stets außerordentlich groß ist, sollen Morphin und ähnliche Mittel bei der Behandlung der asthmatischen Anfälle vermieden werden.

Die Behandlung von Attacken anderer allergischer Erkrankungen unterscheidet sich nicht wesentlich von der der asthmatischen Anfälle. In allen Fällen ist Adrenalin das wirkungsvollste Arzneimittel. Starke Anfälle von Urticaria, zum Beispiel, verschwinden in wenigen Minuten nach der Injektion von 0,3—0,5 ccm Adrenalin. In bestimmten Fällen scheint intravenöse Injektion von Calciumchlorid (Afenil) ebenfalls einen Anfall coupieren zu können. FRUGONI und CURSCHMANN sahen davon sogar Dauererfolge, ersterer bei Heufieber, letzterer bei dem Asthma der Fellfärber. Ich habe über diese Therapie keine große Erfahrung. Im allgemeinen vermeide ich möglichst alle intravenösen Injektionen bei Allergikern.

In der jüngsten Zeit ist ein neues Asthmamittel in Gebrauch gekommen, das dieselbe Wirkung wie Adrenalin, aber den Vorteil haben soll, daß es per os gegeben werden kann und länger wirkt als Adrenalin.

Dieses Mittel, das Ephedrin, ist nach CHEN der wirksame Bestandteil von Ma Huanz (Ephedra vulgaris var. Helvetica), einer Pflanze, die in Japan und China schon lange als Asthmamittel bekannt war. CHEN und SCHMIDT hatten 1924 die pharmakologische Wirkung des Ephedrins beschrieben und die Vermutung ausgesprochen, daß es bei Asthma wirksam sein müßte. MILLER hat es dann in Fällen von Asthma und Heufieber ausprobiert und über gute Erfahrungen berichtet.

Über das Mittel, das in Tablettenform in den Handel kommt, ist schon eine Anzahl von Publikationen vorhanden. Nach der Auffassung der meisten Autoren kann das Ephedrin in vielen Fällen (wie es scheint mehr als 50%) das Adrenalin ersetzen. Andererseits kann man noch nicht wissen, ob der prolongierte Gebrauch — der ebenso wie bei Adrenalin nötig ist — nicht schließlich schaden kann. Verfasser sind drei Fälle bekannt, in denen nach Einnahme des Mittels die Patienten sich während etwa 3 Stunden sehr unwohl fühlten, sich hinlegen mußten und die Empfindung hatten, daß sie die Beine nicht bewegen konnten. Vorsicht ist mit dem Mittel vorläufig noch geboten, es kann aber sein, daß sich die unangenehmen Nebenwirkungen durch das Nehmen von kleinen Dosen vermeiden lassen. Zittern, Nausea, Palpitationen und Schlaflosigkeit können nach LEOPOLD und MILLER auch bei den kleinen Dosen vorkommen.

LEOPOLD und MILLER geben 50 mg von dem Mittel per os, wenn nötig zweimal in 24 Stunden.

Neuerdings ist das Ephetonin in den Handel gekommen. Es soll dieselbe Wirkung als Ephedrin haben, ohne die schädlichen Nebenwirkungen. Erfahrung darüber fehlt uns noch.

I. Die Therapie des allergischen Zustandes.

In jedem Falle von allergischer Krankheit, in dem der kausale Faktor mehr oder weniger genau bekannt ist, stehen zwei Methoden der Behandlung zur Verfügung. Die erste stützt sich auf das Prinzip, die Allergene möglichst zu vermeiden und die andere hat zum Ziel, den Patienten weniger empfindlich gegenüber seinem Allergen zu machen (antiallergische Therapie).

Nach Verfassers Auffassung ist die erstgenannte Methode die wichtigere und sie soll zuerst besprochen werden.

a) Das Vermeiden der Allergene.

Am einfachsten ist dieses bei bestimmter Nahrungsmittelallergie durchzuführen. Besteht Überempfindlichkeit gegenüber Früchten (Erdbeeren, Birnen, Trauben) oder gegenüber Fischen oder anderen Stoffen, die leicht zu vermeiden sind, so soll das stets gemacht werden und dann ist jede antiallergische Therapie — nach Verfassers Meinung — zu unterlassen. Bei Überempfindlichkeit gegenüber Stoffen wie Eier und Milch, die — besonders bei Personen, die öfter in Restaurants zu essen genötigt sind — sehr schwer zu vermeiden sind, muß mitunter eine antiallergische Therapie versucht werden, wobei es doch immer das Bestreben des Patienten sein soll, möglichst wenig von dem als Allergen wirkenden Nahrungsmittel zu essen.

Bei Überempfindlichkeit gegenüber Produkten der tierischen Haut ist das Vermeiden der Allergene meistens gut möglich. In vielen von diesen Fällen ist die Aufstellung der richtigen Diagnose gleichzeitig die rationelle Therapie. Gelegentlich, z. B. bei Bauern, die mit Pferden umgehen müssen und überempfindlich gegenüber Pferdeausdünstungen sind, ist antiallergische Therapie nötig, ebenso wie in fast allen Fällen von Heufieber.

Oben ist schon auseinandergesetzt worden, daß in unseren Gegenden, d. h. in den Niederungen und besonders dort, wo der Boden aus Lehm und Moor besteht, die häufigsten Asthmaursachen die Klimaallergene sind, während auch in den Fällen, wo deutliche andere Allergien vorhanden sind, doch die Klimaallergene meistens als Nebenursache auch von Bedeutung sind.

b) Aufenthalt im Hochgebirge.

Es fragt sich nun, wie in solchen Fällen die Allergene zu vermeiden sind. Wir haben gesehen, daß im Hochgebirge fast alle Klimafälle innerhalb weniger Tage anfallsfrei sind. Soll man also diesen Patienten zu einer Kur im Hochgebirge raten?

Dieses wird von sehr vielen Ärzten häufig getan und eine große Anzahl von Patienten fährt auch ohne Rat des Arztes jedes Jahr in einen Asthmakurort.

Verfasser möchte dringend darauf hinweisen, daß diese Behandlungsmethode in den Klimafällen fast immer Enttäuschung bringt und Enttäuschung bringen muß. Das Wesentliche bei dem Klimaasthma ist, daß der Patient Anfälle hat, wenn die Klimaallergene in der Luft vorhanden sind und keine Anfälle, wenn die Allergene fehlen. Ebenso sicher, wie also das Hochgebirge das Asthma zum Verschwinden bringt, müssen nach der Rückkehr, zu Hause die Anfälle wieder zurückkehren. In dieser Beziehung ist der Klimaasthmatiker vollkommen mit dem Heufieberpatienten zu vergleichen. Auch dieser ist vollkommen gesund, wenn die Pollen in der Luft fehlen, sowie sie aber da sind, leidet er, und das Verweilen in einer Gegend, wo keine Pollen vorhanden sind (auf dem Meere, auf Helgoland), ändert an der Überempfindlichkeit gar nichts. Sogar die ganze Herbst- und Winterperiode (die mit einer neunmonatigen Asthmakur im Hochgebirge zu vergleichen ist) ändert die Empfindlichkeit nicht: Am ersten Sommertag, an dem die Pollen in der Luft schweben, setzt unmittelbar das Heufieber ein. Und gerade so ist es bei dem Klimaasthmatiker. Aufenthalt von Wochen, Monaten oder Jahren in allergenfreier Umgebung ändert meistens seine Empfindlichkeit nicht.

Ein kurzer Aufenthalt im Gebirgsklima wird also im allgemeinen keine dauernde Veränderung im Zustande des Patienten mit sich bringen. Er wird ihm nur eine vorübergehende Frist gewähren. Wenn ein Patient finanziell und auch sonst unabhängig ist, spricht nichts dagegen, daß er ein- oder auch mehrmals im Jahre eine Erholung von den Anfällen genießt.

Die Frage bekommt aber eine andere Form, wenn es dem Patienten möglich ist, seinen Aufenthaltsort endgültig zu ändern. Für viele Menschen ist das unmöglich; aber andererseits gibt es eine Anzahl von Allergischen, denen durch einen Wohnungswechsel ganz gut geholfen werden könnte, wenn sie nur wüßten, an welchen Ort sie gehen sollten. Ein Arzt, der schon eine Reihe von Allergiefällen behandelt hat, wird leicht in der Lage sein, allgemeine Ratschläge über Orte zu geben, die meistens „schlecht", und über andere, die meistens „gut" für Allergische sind. In jedem Falle wird aber der Patient selbst ausprobieren müssen, ob ein bestimmter Ort für ihn wirklich geeignet ist. Ehe er Schritte unternimmt, sich endgültig in einer bestimmten Stadt niederzulassen, sollte er sich vorübergehend, zumindest einige Wochen lang, an dem Orte und außerdem so nahe wie möglich an dem Hause aufhalten, in welchem er voraussichtlich später leben wird, um auszuprobieren, ob er dort wirklich anfallsfrei ist oder nicht.

Muß ein solcher Aufenthalt in den Bergen wirklich dauernd sein? Gar oft ist das sicherlich der Fall. Verfasser hat Menschen gesehen, die in einem bestimmten asthmafreien Teil von Kalifornien 10 und mehr Jahre gelebt haben und die doch nahezu am selben Tage, an dem sie wieder in Holland ankamen, Anfälle zeigten. Wir haben dasselbe auch bei Kindern beobachtet, die in Schulen in den Schweizer Bergen erzogen worden waren.

Andererseits muß aber zugegeben werden, daß der allergische Zustand besonders bei Kindern, die einige Jahre lang im Gebirge gewohnt haben, verschwinden kann. Trotzdem sollte damit gerechnet werden, daß die Besserung nach einem Klimawechsel nicht anhält. Zeigt sich dann später, daß sich der allergische Zustand wirklich verloren hat, dann sollte das als glücklicher Zufall betrachtet werden, der im voraus nicht zu erwarten war.

Es ist hier immer von der Wirkung des Gebirgsklimas gesprochen. Manchmal aber wird ein Seeklima oder irgendein anderes Klima, in dem die Allergene selten sind, ebensogut wirken. Selbst in Holland, wo es überhaupt keine Berge gibt, wird ein gelegentlicher Wechsel des Wohnortes innerhalb der Landesgrenzen genügen. In den ernsten Fällen wird das Gebirgsklima wohl unentbehrlich sein.

c) Gebirgsklima zusammen mit antiallergischer Behandlung.

Die Behauptung, daß ein kurzfristiger Klimawechsel den Zustand des Patienten nicht wesentlich bessert, gilt nicht für die Fälle, in denen der Patient während seines Aufenthaltes im Gebirgsklima antiallergisch behandelt wird. Das ist ein Punkt, der sehr betont werden muß. Die Ärzte in Höhenklimasanatorien sollten sich mit der Technik der antiallergischen Behandlung bekannt machen; wenn sie die richtige Behandlung anzuwenden verstehen, ist auch die Möglichkeit vorhanden, dem Patienten wirklich zu nützen.

In gewisser Beziehung sind diese Ärzte in einer schwierigen Lage, da ihre Patienten keine Anfälle in den Sanatorien bekommen und es folglich für den Arzt äußerst schwierig ist, zu beurteilen, ob die antiallergische Behandlung weit genug fortgeschritten ist. Andererseits besteht für den Arzt im Gebirgssanatorium nicht wie für den, der zu Hause eine antiallergische Therapie betreibt, die Möglichkeit, daß er zuviel Allergen injiziert, weil letzterer nicht weiß, wieviel von dem oft unbekannten Allergen in einem bestimmten Moment in der Luft vorhanden sein mag. Im Gebirge ist diese Menge unwesentlich, so daß der Arzt dort viel weniger zu befürchten hat.

Wir müssen uns nun den — am häufigst vorkommenden — Fällen zuwenden, in denen ein dauernder Wohnungswechsel unmöglich ist.

In diesen Fällen ist — wie gesagt — eine Kur im Gebirge oder am Meer zu entraten, weil die gewonnenen Vorteile zu schnell (mitunter schon an dem ersten Tage nach der Rückkehr) wieder verloren gehen. Es ist dann die Frage zu besprechen, wie man in solchen Fällen helfen soll.

Das Ziel muß sein, die Verhältnisse im Hause des Patienten derartig zu ändern, daß er auch zu Hause in der Nacht, und wenn nötig auch während einem Teil des Tages, Luft einatmet, welche keine ihm schädlichen Allergene enthält. Wie kann das erreicht werden?

d) Aufnahme in eine allergenfreie Kammer.

Es ist dazu nötig, daß der Patient sich zuerst für kurze Zeit — höchstens einige Wochen — in eine Klinik mit allergenfreier Kammer aufnehmen läßt. Es kann die Frage gestellt werden, warum wir einen Patienten, dem wir den Aufenthalt im Hochgebirge abraten, doch in die Klinik mit allergenfreier Kammer aufnehmen wollen, trotzdem auch dadurch die Empfindlichkeit des Patienten nicht verringert wird. Die Antwort ist: Wir nehmen diesen Patienten in der Klinik auf, um erst einmal den sicheren Beweis zu bekommen, daß Klimafaktoren wirklich für ihn von Wichtigkeit sind. Hautreaktionen könnten diesbezüglich auch schon eine Indikation gegeben haben, aber die Tatsache, daß eventuell die Anfälle des Patienten innerhalb 2 oder 3 Tagen nach der Aufnahme in die Klinik verschwinden oder wenigstens sich sehr deutlich bessern, macht die Diagnose viel sicherer und öffnet auch die Möglichkeit, die Intensität des Klimaeinflusses zu schätzen. Abb. 7 veranschaulicht, wie schnell sich der Zustand eines Patienten nach Aufnahme in einer allergenfreien Kammer bessern kann. Es ist in dieser Abbildung die vitale Lungenkapazität eines 50 jährigen Asthmatikers, der schon 40 Jahre an Asthma litt und mit schwerer Atemnot in die Klinik kam, in Kurve gebracht. Seine vitale Lungenkapazität betrug bei der Aufnahme nur 1893 c. c. und stieg in 5 Tagen auf normalen Wert, 3567 c. c. Es ist klar, daß in so kurzer Zeit eine Einsicht in die Natur der Erkrankung nur in den Fällen bekommen werden kann, in denen der Patient in den Tagen, welche der Aufnahme direkt vorangingen, deutliche Asthmasymptome hatte. Wir haben deshalb die Regel aufgestellt, daß die Aufnahme zur Beobachtung nur dann geschieht, wenn der Patient gerade deutliche asthmatische Erscheinungen (entweder Anfälle oder bei Auscultation nachweisbare Erscheinungen) hat.

Der Hauptwert der Aufnahme in die allergenfreie Kammer ist also ein diagnostischer. Es wird dadurch die Entscheidung gebracht, ob die Klimafaktoren in diesem Falle von Wichtigkeit sind, und man ist in der Lage, in relativ kurzer Zeit einen Eindruck zu bekommen, bis zu welchem Grade Heilung in diesem Falle noch möglich ist. In bestimmten sehr schweren Fällen werden asthmatische Patienten in allergenfreie Kammern aufgenommen, um eine temporäre Besserung zu bekommen, so daß man dadurch Zeit gewinnt zu entscheiden, was später mit dem Patienten geschehen soll.

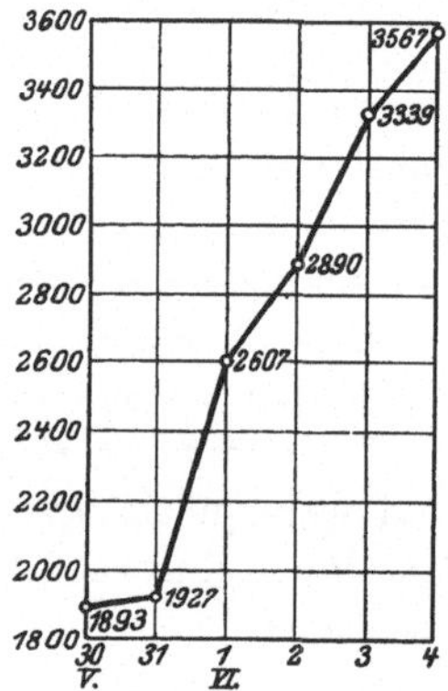

Abb. 7. Vitale Lungenkapazität eines 50jährigen Asthmatikers nach Aufnahme in allergenfreier Kammer. Abszisse: Zeit in Tagen. Ordinate: Vitale Lungenkapazität in c. c.

Überdies haben wir während der Periode der Aufnahme, welche meistens 2 oder 3 Wochen dauert, Gelegenheit, die Empfindlichkeit des Patienten gegenüber den verschiedenen Extrakten zu untersuchen und festzustellen, mit welchen Dosen der Allergene er behandelt werden kann. Dies kann nur in allergenfreien Kammern genau geschehen, aus Gründen, welche oben, bei der Besprechung der antiallergischen Therapie im Hochgebirge erwähnt sind. Der Aufenthalt in der Klinik eignet sich auch vorzüglich dazu, um eine eventuell vorhandene Überempfindlichkeit gegenüber Nahrungsmitteln festzustellen. Eine isolierte Überempfindlichkeit nur gegenüber einem oder mehreren Nahrungsmitteln kommt, wie schon oben betont wurde, selten vor. Meistens ist eine Kombination mit Klimaasthma vorhanden. In solchen Fällen kann die Nahrungsmittelüberempfindlichkeit zu Hause nicht genau diagnostiziert werden, weil die Beurteilung des Resultates einer jeden Diätvorschrift, durch die An- oder Abwesenheit von Klimaallergenen während der Beobachtung verwischt wird. In der Klinik sind die Luftallergene ausgeschaltet und es können deshalb die Nahrungsallergene isoliert studiert werden.

Für die meisten Patienten hat also der Aufenthalt in der Klinik hauptsächlich diagnostischen Wert, aber es muß nun versucht werden, die diagnostischen Ergebnisse auch therapeutisch zu verwenden. Dabei ist es von großer Wichtigkeit, daß unsere Klinik in einigen alten Privathäusern eingerichtet ist, welche ziemlich schlecht gebaut sind und auf einem sehr feuchten Boden stehen, mit einem hohen Grundwasserstand, so daß es praktisch sicher ist, daß ein Patient, der in unserer Kammer frei von Anfällen ist, auch zu Hause — wenn dort eine allergenfreie Kammer eingerichtet wird — frei von Anfällen sein wird. Hätten wir die Klinik in einem schönen Gebäude auf Sandboden eingerichtet, so wäre natürlich dieser Vorteil verloren gegangen. Besonders mit Rücksicht auf die Verhältnisse in verschiedenen Gegenden im Ausland sei darauf hingewiesen, daß das Einrichten allergenfreier Kammern nur in solchen Gebäuden einen Zweck hat, welche sonst viel Allergene enthalten und welche in einer Gegend stehen, wo reichlich Allergene vorkommen. Die Einrichtung einer allergenfreien Kammer in einer im Hochgebirge erbauten Klinik wäre natürlich zwecklos.

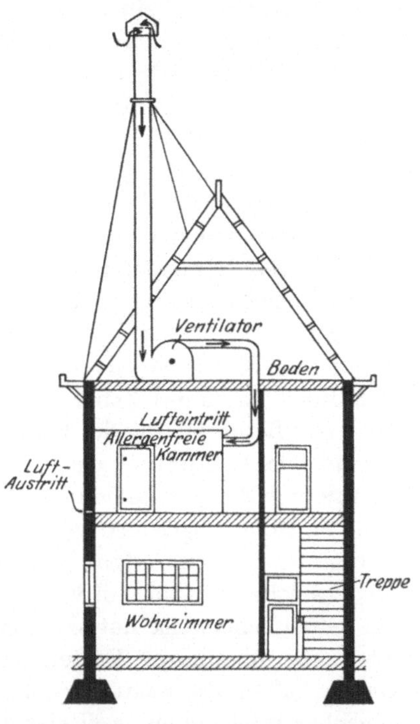

Abb. 8. Schematische Zeichnung einer allergenfreien Kammer in einem Privathaus.

e) Allergenfreie Kammern in Privathäusern.

Wenn ein Asthmatiker schon einige Tage nach seiner Aufnahme in die Klinik seine asthmatischen Anfälle verliert, so kann man ihn versichern, daß er auch zu Hause ohne Anfälle sein wird, wenn er dort auch über eine allergenfreie Kammer verfügen kann. Bis jetzt haben schon mehr als 40 Patienten in Holland und 10 Patienten in Deutschland eine derartige Installation zu Hause einrichten lassen. Ingenieur Einthoven hat dafür ein einfaches System ausgearbeitet, welches er dann einer Fabrik übergeben hat[1]. Abb. 8 gibt davon eine schematische Zeichnung.

Im Anfang wurden bei der Installation mitunter Fehler gemacht, die sich aber jetzt vermeiden lassen. Dadurch war das Resultat bei zwei

[1] Für Deutschland, Österreich und umliegende Länder werden diese allergenfreien Kammern geliefert durch Ing. Schmaltz, Wachwitz/Dresden.

Patienten nicht befriedigend; bei zwei anderen Patienten war von mir die Indikation falsch gestellt worden, die allergenfreie Kammer hat da kein gutes Resultat gehabt; bei einem weiteren Patienten war die Einrichtung vorzüglich, sind aber die Verhältnisse im Hause so unhygienisch, daß in diesem Fall von Allergenfreiheit in der Kammer nicht gesprochen werden kann. In allen anderen Fällen waren die Resultate ausgezeichnet.

Um den Wert der Behandlung mit allergenfreien Kammern in Privathäusern beurteilen zu können, muß man wissen, daß Patienten, welche in dieser Weise von ihren Anfällen befreit werden sollen, nicht Tag und Nacht in der Kammer zu bleiben brauchen und es meistens genügt, daß sie nur die Nacht und einen kleinen Teil des Tages darin zubringen. Diese Tatsache konnten wir natürlich nicht antizipieren; schon nachdem wir die ersten Patienten in den allergenfreien Kammern in der Klinik aufgenommen hatten, konnten wir aber beobachten, daß nach 2 oder 3 Tagen die Patienten anfallfrei blieben, wenn sie nur in der Nacht in den Kammern waren und am Tage sich in den übrigen Teil des Hauses begaben oder ausgingen. Die oben erwähnten Patienten, bei denen die allergenfreie Kammer den erwünschten Erfolg gehabt hat, gebrauchen sie auch nur als Schlafzimmer und sind am Tage bei ihrer Tätigkeit oder halten sich in einem anderen Zimmer des Hauses auf. Daß man nicht jedem Asthmatiker in dieser Weise helfen kann, ist ohne weiteres klar. Patienten z. B., für welche die Ursache der Anfälle im Beruf liegt (z. B. das Fellfärberasthma) kann natürlich nicht geholfen werden.

Bei der Beschreibung der Klinik habe ich erwähnt, daß wir über zwei Systeme von Ventilation verfügen: Mit dem einen System bekommen die Patienten die gewöhnliche Außenluft (welche in der Klinik allerdings aus 35 m Höhe abgesogen wird), beim zweiten System bekommen sie gereinigte Luft. Am Anfang unserer Arbeit konnten wir natürlich nicht wissen, welche Prozentzahl von Patienten die gereinigte Luft bedürfen wird. Glücklicherweise hat sich herausgestellt, daß beinahe für alle Patienten, die überhaupt Vorteil vom Aufenthalt in der allergenfreien Kammer haben, die nicht gekühlte (gewöhnliche) Luft genügt. Das ist von großer Wichtigkeit, weil eine Installation mit durch Kühlmaschine gereinigter Luft sehr teuer ist, während bei dem einfacheren System, wo die Ventilation mit solcher Luft stattfindet, welche in Röhren, die etwa 10 m oberhalb des Hausdaches herausragen, ventiliert wird, der Preis nicht so hoch ist, daß es nicht durch sehr viele Personen angeschafft werden könnte.

Auch bei letzterem System bilden aber die relativ hohen Kosten noch eine Hemmung für die allgemeine Einführung der Methode, und es ist zu hoffen, daß es in der Zukunft gelingen wird, die Preise zu erniedrigen. Einen Anfang damit haben die Fabriken schon gemacht. Immerhin soll daran gedacht werden, daß schließlich die allergenfreie Kammer eine einmalige Ausgabe bedeutet, die in Fällen — wie wir das jetzt schon oft gesehen haben —, wo eine drohende oder schon vorhandene Invalidität behoben werden kann, sich im Laufe der Jahre leicht zurückzahlt.

Hilfsausschüsse und Behörden, welche an Asthmainvalide jahrzehntelang Rente und Unterstützung geben müssen, sollten sich überlegen, ob das Einrichten einer allergenfreien Kammer nicht eine billigere Lösung der Frage bedeuten würde. Natürlich sollte erst durch Aufnahme in einer Beobachtungsklinik festgestellt werden, ob die Einrichtung einer Kammer wirklich aussichtsvoll ist.

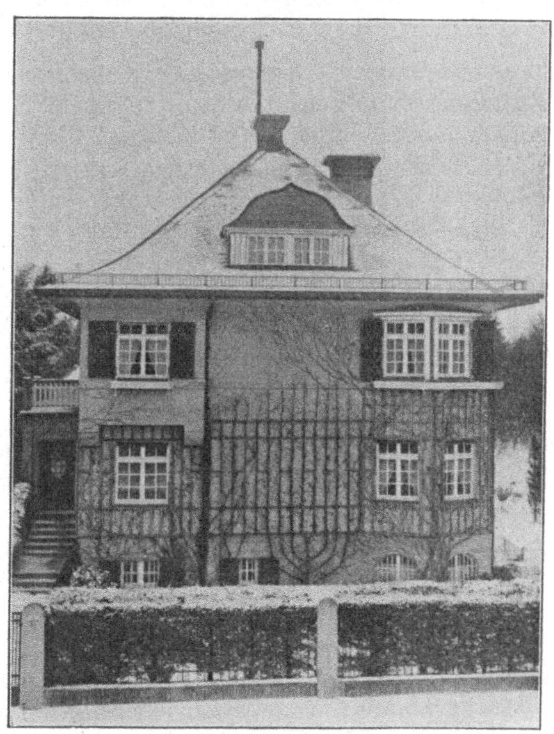

Abb. 9. Privathaus mit allergenfreier Kammer.

Manche Patienten klagen darüber, daß das Haus durch die Einrichtung einer Kammer, wobei ein Ansaugerohr für die Luft auf das Haus gestellt werden muß, zu sehr entstellt würde und daß die Behörden es nicht erlauben würden. Abb. 9 zeigt, daß die Entstellung nur eine geringe ist und daß Behörden tatsächlich Schwierigkeiten gemacht hätten, davon hat Verfasser noch nie ernstlich gehört.

Wie aus dem Besprochenen hervorgeht, haben wir also die Frage der Behandlung der Klimaallergie zu einem technischen Problem reduziert. Die beste Lösung dieses Problems ist die Installation einer allergenfreien Kammer im Privathaus des Patienten, was aber wie gesagt für eine große Zahl von Patienten vorläufig noch nicht erschwingbar ist. Für solche Patienten muß die nächstbeste Methode befolgt werden. Ihnen raten wir neue Matratzen und Kopfkissen zu kaufen, welche mit ganz reinem neugekauftem Kapok gefüllt sind. Die Bettdecken sollen nur aus Wolle bestehen, Matratze, Kopfkissen und Bettdecken werden drei- oder viermal im Jahre sterilisiert. Weiter wird möglichst alles, was ein guter Nährboden für Schimmelpilze sein kann, aus dem Schlafzimmer entfernt; überdies ist dieses Zimmer Tag und Nacht zu heizen (in Holland schläft man meistens im ungeheizten Schlafzimmer). Auf diese Weise haben wir das Asthma bei vielen Patienten günstig beeinflussen können. Öfters aber helfen diese einfachen Maßnahmen nicht genügend, weil das Haus zu viele Klimaallergene enthält. Dann bleibt als einzige Behandlungsmethode die antiallergische Therapie.

II. Ausdehnung des Prinzips der allergenfreien Kammer auf andere Krankheiten.

Anfangs war das Asthma und die allergischen Ekzeme die wichtigsten Krankheiten auf welche wir das Prinzip der Behandlung in allergenfreier Kammer angewendet haben. Einige Fälle von Urticaria, welche durch Klimaallergene verursacht waren, kamen ebenfalls in Betracht. Wir fühlten aber, daß auch andere Krankheiten, von denen bekannt ist, daß sie durch das Klima günstig beeinflußt werden können, zu versuchen waren. Unter diesen Krankheiten kämen u. a. Migraine und Rheuma in Betracht, über welche wir noch keine Versuche angestellt haben. Zwei andere Krankheiten aber sind bereits in Untersuchung genommen worden und haben erwähnenswerte Resultate gegeben, nämlich: Keuchhusten und Tuberkulose.

Resultate bei Keuchhusten.

Wir hatten zufällig die Gelegenheit, fünf Fälle von Keuchhusten in die Klinik aufzunehmen. Diese Zahl ist sehr klein, die Resultate der Aufnahme waren aber so deutlich, daß sie erwähnt werden müssen. Das Alter der in der Klinik aufgenommenen Kinder variierte von 11 Monaten bis 6 Jahren.

Alle Kinder hatten, unmittelbar vor der Aufnahme in die Klinik schwere Anfälle mit Cyanose und nach Angabe der Eltern und Ärzte 12 bis 22 Anfälle in 24 Stunden. Vier Kinder kamen aus Privatwohnungen in Leiden, das fünfte Kind wurde uns freundlicherweise von der hiesigen Kinderklinik zur Verfügung gestellt. Alle Kinder waren vor der Aufnahme genau überwacht und die Zahl der täglichen Anfälle war notiert worden.

Unmittelbar nach Eintritt in die Klinik brachten wir die Kinder in die allergenfreien Kammern, welche mit durch Kühlmaschine gereinigter Luft ventiliert waren. Von dem Augenblick der Aufnahme an hat kein einziges Kind mehr einen schweren Anfall gehabt. Leichtere Anfälle, etwa sechs täglich, kamen in den ersten 3 bis 4 Tagen noch vor und verschwanden dann auch. Die Kinder kamen am 10. bis 20. Tag nach Anfang der Krankheit in die Klinik. Während ihrem Aufenthalt in der Klinik wurden keine Medikamente gegeben.

Nachdem die Anfälle von Keuchhusten während 2 oder 3 Tagen aufgehört hatten, wurden die Kinder nach Hause (bzw. in die Kinderklinik) zurückgeschickt; dort bekamen sie während den ersten Tagen wieder leichte Anfälle, dann war die Krankheit vorüber.

Daß die Kinder nach der Rückkehr nach Hause wieder einige Anfälle bekamen, beweist am deutlichsten, daß das Aufhören der Anfälle in der Klinik nicht auf Zufall beruhen konnte, sondern wirklich durch den Aufenthalt in der allergenfreien Luft hervorgerufen war.

Die Tatsache, daß Luftveränderung den Verlauf des Keuchhustens günstig beeinflußt, war schon lange bekannt. Wir haben aber gezeigt, daß diese „Luftveränderung" auch erhalten werden kann, indem man einen Keuchhustenfall von einem Haus in ein anderes Haus in derselben Stadt bringt, vorausgesetzt, daß in dem zweiten Haus, wie in unserer Klinik, besondere technische Einrichtungen vorhanden sind.

Verfasser weist ausdrücklich darauf hin, daß die Tatsache des Aufhörens der Keuchhustenanfälle nach Übergang in ein allergenfreies Milieu nicht dazu führt, den Keuchhusten als allergische Krankheit zu betrachten. In der Tat glaube ich, daß eine Erklärung für das rasche Verschwinden der Anfälle vorläufig nicht zu geben ist. Deshalb begnüge ich mich damit, einfach die Tatsache mitzuteilen. Ich bin der Ansicht, daß diese Sache nicht nur praktisches, sondern auch therapeutisches Interesse hat und eine weitere Verfolgung wichtig wäre.

III. Lungentuberkulose.

Auf den ersten Blick könnte es merkwürdig erscheinen, daß wir versuchen, eine Behandlungsmethode, welche bei allergischen Krankheiten gute Resultate gibt, auch für Lungentuberkulose anwenden zu wollen, weil doch die Unterschiede zwischen diesen beiden Krankheiten sehr bedeutend sind. Im Anfang unserer Untersuchungen über Schimmelpilzextrakte hatten wir aber schon gefunden, daß tuberkulöse Kranke mehr positive Reaktionen mit Schimmelpilzextrakten zeigen als normale Menschen, und weiter ist es bekannt, daß das Klima einen großen Einfluß auf den Verlauf der Tuberkulose ausübt. Schon diese Überlegungen genügten, um einen Versuch mit der Lungentuberkulose in der allergenfreien Kammer anzustellen. Dazu kam aber noch folgende Überlegung: Ein Tuberkulotiker ist schließlich ein Mensch, der in irgendeiner Periode seines Lebens sich gegenüber Allergenen des Tuberkelbacillus sensibilisiert hat. Während dieser Periode war er zweifellos, insoweit er nicht im Hochgebirge lebte, in einer Umgebung, wo Klimaallergene reichlich in der Luft vorhanden waren und man könnte also fragen: wenn er sich in dieser Periode gegenüber Produkten des Tuberkelbacillus sensibilisiert hat, warum würde er sich auch nicht gegenüber Klimaallergenen sensibilisieren? Folglich war es nicht ausgeschlossen, daß der Aufenthalt in einer Umgebung, wo letztere Allergene fehlen, günstig wirken würde.

Unsere Erfahrung ist in dieser Beziehung noch nicht groß und beschränkt sich auf 20 Fälle; von diesen sind aber 17 deutlich durch die Aufnahme in die allergenfreie Kammer gebessert. Auch zwei sehr schwere Fälle von Lungentuberkulose, die später in der Klinik starben, zeigten am Anfang eine ausgesprochene Besserung.

Die erste Andeutung einer solchen Besserung unserer Tuberkulosefälle war meistens die spontane Mitteilung der Patienten, daß sie leichter atmeten und weniger husteten. Diese Besserung zeigte sich innerhalb 2 bis 3 Tagen nach der Aufnahme. Mitunter nahm gleichzeitig die Sputummenge ab und in einem Falle ging das Sputum innerhalb 3 Tagen auf die Hälfte herunter, oft aber blieb es auf gleicher Höhe, besonders in einigen Fällen mit großen Kavernen. Bemerkenswert war der Einfluß der allergenfreien Umgebung auf zwei dieser Fälle, die beide eine röntgenologisch nachweisbare Kaverne hatten. Der erste dieser Fälle war eine 40jährige Frau mit einer großen Kaverne in der linken Spitze. Sie hustete in den ersten Wochen große Mengen Sputum mit zahlreichen Tuberkelbacillen aus, war aber nach 4 Wochen ganz frei von Sputum. Der zweite Fall hatte eine kleine Kaverne und gab in den letzten 2 Jahren etwa 35 ccm Sputum täglich. In Davos war die Menge nach einem halben Jahr auf 15 ccm reduziert, zu Hause aber wieder auf die alte Höhe gestiegen. In der Klinik in allergenfreier Umgebung ging das Quantum wieder auf etwa 15 ccm zurück. Die Patientin ließ sich dann eine komplette allergenfreie Installation zu Hause machen, wo sie jetzt während der Nacht und einige Stunden am Tage verbleibt. Sie ist sehr erheblich gebessert und die Sputummenge ist auf 5 ccm herunter gegangen.

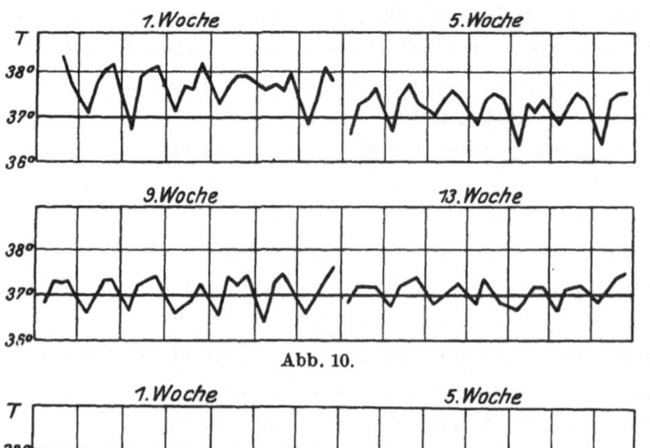

Abb. 10.

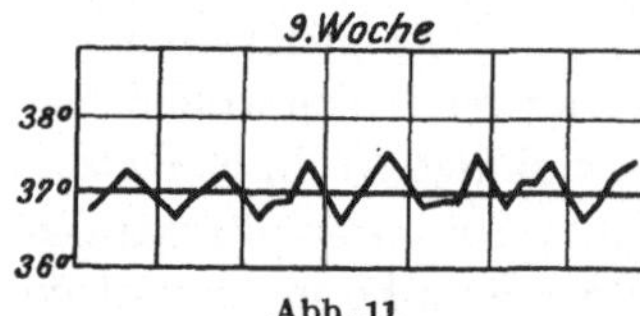

Abb. 11.

Das Körpergewicht aller unserer Patienten stieg in der Klinik. Die minimale Zunahme war $3^1/_2$ kg und die maximale 17 kg. Das ist natürlich kein sehr wichtiger Befund, weil uns kaum eine Behandlungsmethode bekannt ist, bei welcher mit guter Pflege und Nahrung das Gewicht der Patienten **nicht** steigt. Interessant war aber ein sehr akuter Anstieg von $1^1/_4$ bis 2 kg in der ersten oder den ersten zwei Wochen nach der Aufnahme, wie wir das in einigen Fällen erlebten u. a. auch in einem Fall, der, ehe er zu uns kam, in einem Krankenhaus in Amsterdam gepflegt worden war, so daß in bezug auf Ruhe und Nahrung sich nichts geändert hatte. Auch die übrigen Patienten waren in der der Aufnahme vorangehenden Periode gut ernährt worden. Dieser schnelle Anstieg im Gewicht einiger Patienten interessierte uns, weil wir die Erscheinung von den Asthmatikern aus kennen, welche bei schnellem Wegfall der Asthmasymptome sehr rasch an Gewicht zunehmen. Worauf dieser schnelle Anstieg, der sicher auf Wasserretention zurückzuführen ist, beruht, ist unbekannt.

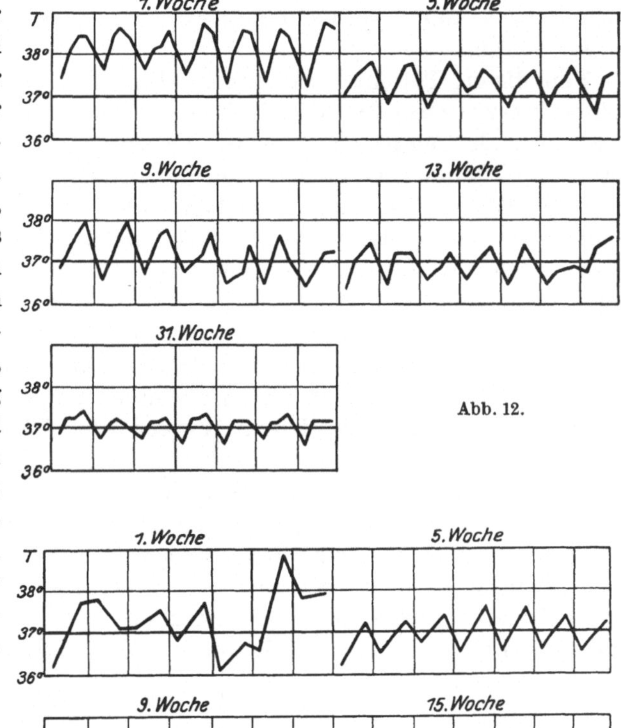

Abb. 12.

Abb. 13.

Abb. 10—13. Temperaturkurve von Tuberkulosefällen in der 1., 5., 9., 13. usw. Woche nach der Operation.

Bei allen Patienten, die bei der Aufnahme fieberten, ging die Temperatur in der Klinik allmälig herunter, meistens nach einem Aufenthalt von 2 oder 3 Wochen. Abb. 10–13 geben die Temperaturkurven von vier schweren Fällen von Lungentuberkulose in der 1., 5., 9., 13. usw. Woche nach der Aufnahme.

Die Besserung der Patienten zeigte sich natürlich bei physikalischer Untersuchung erst nach einigen Wochen, und dann wurde in den günstig verlaufenden Fällen ein allmähliches Zurückgehen der exsudativen Erscheinungen und Hervortreten von Vernarbungserscheinungen beobachtet.

Ehe wir die Bedeutung dieser Resultate besprechen, muß noch einiges über den Zustand dieser neun Patienten unmittelbar vor der Aufnahme gesagt werden.

Von diesen Patienten fieberten sieben (die maximale Temperatur schwankte zwischen 38 und 39° C). Ein Patient hatte subfebrile und einer normale Temperatur. Sieben Patienten hatten Kavernen, neun hatten Sputum in Tagesmengen von 35—210 ccm. Die Sputa enthielten reichlich Tuberkelbacillen. In sieben Fällen waren deutliche Erscheinungen eines exsudativen Prozesses vorhanden. Drei Fälle kamen aus einer anderen Klinik und einer aus einem Lungensanatorium. In zwei der ersten Fälle hatte der Tuberkulosearzt Aufnahme im Sanatorium entraten, weil keine genügende Aussicht auf Besserung bestand.

Alle Patienten waren vor der Aufnahme gut ernährt; ebenso hatten sie Ruhe und Pflege, nur bei zwei Hausfrauen mag die „Ruhe" bei einer Rückkehr nach Hause zweifelhaft gewesen sein. Die einzige Änderung, welche für diese Patienten stattfand, war der Übergang von einem Haus oder Klinik nach einem anderen Haus, unserer Klinik, welches sich ursprünglich nicht in günstigen hygienischen Verhältnissen befand und nur durch technische Maßnahmen verbessert worden war.

Schließlich sei noch erwähnt, daß unsere Patienten keine Medikamente bekamen. Ein Fall hatte zu Hause ein Morphinpräparat, ein anderer ein Kodeinpräparat bekommen. Wir haben das nicht geändert, nur die Dosen wurden vermindert.

Es ist im obigen stets von einer Verbesserung des Zustandes von unseren Fällen die Rede gewesen, während der Ausdruck „Heilung" vermieden worden ist. Das geschah absichtlich, erstens schon deshalb, weil innerhalb einer relativ kurzen Zeit die Heilungsfrage doch nicht beurteilt werden kann, besonders aber auch deshalb, weil uns besonders das von Wichtigkeit schien, wie der Zustand der Patienten während des Aufenthaltes in der Klinik war.

Es ist allgemein bekannt, daß bestimmte Klimata für Tuberkulöse besser sind als andere, und wir wissen auch, daß manche Häuser gut und andere Häuser schlecht und ungesund sind. Unsere Hauptaufgabe war, diesen Klimaeinfluß zu untersuchen, um festzustellen, was der Unterschied zwischen einem guten und einem schlechten Haus ist und ob sich schlechte Häuser in einer feuchten Gegend verbessern lassen, so daß die Verhältnisse für die Lungentuberkulose günstig werden.

Diese Frage ließ sich in unserem klinischen Experiment beantworten, ganz abgesehen davon, ob unsere Patienten geheilt wurden oder später an ihrer Tuberkulose zugrunde gingen.

Um diesen Standpunkt zu verdeutlichen sei daran erinnert, daß wir auch im Falle von Asthma durch Aufnahme in die Klinik nicht eine Heilung bekommen. Wir wollen auch hierbei nur demonstrieren, wie die Verhältnisse in einem schlechten Hause so verändert werden müssen, daß die Patienten dauernd gesund bleiben, und das ist ungefähr dasselbe, was wir bei Tuberkulose in der Klinik erreichen wollen. Natürlich besteht zwischen Asthma und Tuberkulose ein großer Unterschied. Bei dem Klimaasthma sind die Faktoren, welche Krankheitserscheinungen verursachen, exogener Natur; bei der Tuberkulose ist zuerst ein endogener Faktor (d. h. die Infektion mit dem Tuberkelbacillus) vorhanden, aber daneben sind sicher auch die exogenen Faktoren, welche denen, die beim Asthma wirksam sind, sehr ähnlich sind, vorhanden. Letztere Faktoren können in der Klinik ausgeschaltet werden, wie wir das in unserem klinischen Experiment bewiesen haben.

Die Frage, in welchem Grade ein Patient in einer allergenfreien Umgebung gebessert wird, ist also nicht nur von dem Zustand des Patienten im Augenblick der Aufnahme oder von der Ausbreitung seines tuberkulösen Prozesses abhängig, sondern viel mehr von dem Grad seiner Überempfindlichkeit gegenüber Klimaallergenen.

So ist es verständlich, wie einer unserer Patienten, der in einem hoffnungslosen Zustand in die Klinik kam und nach 6 Monaten auch in der Klinik starb, doch am Anfang eine deutliche Besserung zeigte, die sich in Temperaturabfall (Abb. 11), Zunahme des Körpergewichtes, besserem subjektiven Befinden usw. äußerte. Die Besserung schreiben wir dem Umstand zu, daß schädliche exogene Faktoren ihm ferne gehalten wurden; offenbar war aber auch unter diesen günstigeren Verhältnissen sein Körper nicht imstande, mit den Tuberkelbacillen fertig zu werden. Wäre dieser Patient früher in allergenfreie Umgebung gekommen, so hätte er vielleicht heilen können. Dieses Beispiel ist natürlich eine Ausnahme; meistens werden die Patienten, welche sich in der Klinik schnell bessern, auch die besten Chancen haben, überhaupt zur Heilung zu kommen.

Zwei unserer Patienten mit schwerer Lungentuberkulose, die innerhalb einiger Monate in der Klinik sehr ausgesprochen gebessert wurden, verließen die Klinik gegen unseren Rat zu früh, d. h. ehe sie geheilt waren. Einer von diesen blieb während eines Jahres in gutem Zustand und dann kam allmählich eine Verschlechterung, und innerhalb einiger Wochen war verloren, was wir in Monaten in der Klinik gewonnen hatten. Diese beiden Patienten haben also auf ihre eigene Verantwortung hin einen Versuch unternommen, welchen wir nie gewagt hätten. Zuerst waren sie zu Hause sehr krank, dann besserten sie sich schnell in der

Klinik (Temperaturkurve vgl. Abb. 12 und 13), gingen aber zu früh wieder nach Hause zurück und es trat bei dem einen eine schnelle, bei dem anderen eine langsame Verschlechterung ein. In diesen beiden Fällen war also der unzweideutige Beweis geliefert, daß der Faktor „Umgebung“ ganz entscheidend für den Tuberkuloseprozeß war. Besonders der Patient, der in Abb. 13 angegeben ist, war in dieser Beziehung ein lehrreicher Fall und zeigte wieder, wie sehr selbst das Endresultat von jeder Tuberkulosebehandlung davon abhängen wird, wie die Verhältnisse in dem Haus, wo der Patient nach seiner Kur zu leben hat, sein werden.

Die Tatsache, daß ein Zusammenhang zwischen Klima und Tuberkulose besteht, ist nicht zu leugnen. Ein Teil der Unterschiede, welche bezüglich Morbidität und Mortalität an Tuberkulose zwischen verschiedenen Gegenden bestehen, mögen auf mangelhafte Ernährung, ungünstige Verhältnisse in Fabriken, Arbeitsstellen usw. zurückführbar sein, aber diese Faktoren allein geben keine befriedigende Erklärung für die gefundenen Unterschiede. Andere Faktoren werden zu berücksichtigen sein und einer von diesen ist sicher die An- oder Abwesenheit von Klimaallergenen in der Umgebung des Patienten.

Die Erkenntnis der letzteren Faktoren ist nicht nur für die Therapie der Tuberkulose wichtig, sondern besonders auch für die Prophylaxe. Wenn die einfache Überbringung eines Patienten von dem einen Haus nach dem anderen, in derselben Stadt, so einen großen Unterschied für seine Gesundheit ausmacht (wie das der Fall ist, wenn Patienten in unsere allergenfreie Kammer kommen), so muß man sich klar darüber werden, daß eine der wichtigsten Aufgaben für die Prophylaxe der Tuberkulose es sein wird, zu versuchen, die Verhältnisse im Hause der Patienten möglichst mit jenen gleich zu machen, welche in unserer Klinik, in der allergenfreien Kammer vorliegen. Wir sind der Auffassung, daß für diejenigen Tuberkulosepatienten, welche zu der Gruppe gehören, die in allergenfreien Kammern sich rasch bessern, die Frage der Heilung und der Prophylaxe der Tuberkulose auf die Frage der Technik und des Geldes zurückzuführen ist. Die technischen Schwierigkeiten sind besonders durch die Mitarbeit von Ingenieur EINTHOVEN praktisch gelöst, schwierig bleibt nur noch die finanzielle Frage.

Natürlich ist in der Feststellung, daß, wenn jedermann ein gut gebautes, gut ventiliertes Haus hätte, in einer trockenen Gegend wohnen könnte und gut ernährt würde, die Morbilität der Tuberkulose sehr stark herunter gehen würde, nichts neues. Wir haben aber gezeigt, daß der Unterschied zwischen einem schlechten Haus und einem guten Haus auch in dieser Beziehung größtenteils in Faktoren liegt, welche mit relativ einfachen Methoden ausgeschaltet werden können. Eines der wichtigsten Probleme für die Prophylaxe der Tuberkulose wird also sein, die Klimaallergene aus der direkten Umgebung der Personen, welche durch Tuberkulose bedroht werden, auszuschalten. Die Prinzipien, worauf die Methoden hierzu zu beruhen haben, sind dieselben, welche wir in dem Kampf gegen das Asthma benutzen und die oben schon angedeutet wurden.

IV. Antiallergische Therapie.

In allen Fällen, wo das Vermeiden der Allergene unmöglich oder nur teilweise möglich ist, muß eine antiallergische Therapie eingeleitet werden. Man unterscheidet dabei die spezifische und die nichtspezifische Therapie.

Es sollen erst die Grundlagen besprochen werden, worauf die antiallergische Therapie beruht, d. h. die aus dem Tierexperiment bekannten Erscheinungen der Antianaphylaxie und Skeptophylaxie.

a) Antianaphylaxie.

Wenn ein durch vorherige Infektion eines Eiweißes sensibilisiertes Meerschweinchen mit demselben Protein reinjiziert wird (aber nicht früher als 14 Tage nach der ersten Injektion), so zeigt es eine Reihe von Erscheinungen wie Dyspnoe, Krämpfe usw., die als anaphylaktischer Schock bekannt sind. Der Ausbruch dieser anaphylaktischen Symptome kann durch die Benutzung einer zuerst von Otto beschriebenen und später von Besredka ausgearbeiteten Methode verhindert werden. Diese Methode besteht in der Desensibilisierung des Tieres durch die Injektion von mehreren Dosen des Proteins; man beginnt mit sehr kleinen Quantitäten und steigert ganz allmählich die Dosen. Auf diese Weise wird das Tier in einen Zustand von sogenannter Antianaphylaxie gebracht. Es hat keinen Zweck, hier tiefer auf die theoretische Seite dieses Problems einzugehen; aber es ist notwendig, zwei Tatsachen hervorzuheben, aus denen sich ergibt, daß die Antianaphylaxie nicht identisch mit der Immunität ist. Der eine Unterschied besteht darin, daß das Tier in sehr kurzer Zeit (etwa 1—2 Stunden) in den antianaphylaktischen Zustand gebracht werden kann, während Immunität nur innerhalb einiger Wochen entstehen kann, und der zweite Unterschied ist, daß die einmal eingetretene Anaphylaxie nicht bestehen bleibt, sondern im Laufe von einigen Wochen vorüber geht.

b) Skeptophylaxie.

Wir haben gesehen, daß die Antianaphylaxie die Tiere einige Wochen lang schützt; die Skeptophylaxie dagegen macht das für einige Stunden. Schon 1880 hat Albertoni gezeigt, daß der toxische Effekt von großen intravenösen Gaben von Pepton bei Tieren durch eine vorherige Injektion einer kleinen Quantität derselben toxischen Substanz verhindert werden kann. Später haben FANO und GLEY und LE BAS diesen Befund bestätigt und auch für andere Gifte erweitert. 1911 haben LAMBERT, ANCEL und BOUIN, die mit Organextrakten gearbeitet haben, gezeigt, daß dieses Phänomen auch in diesen Fällen besteht. Soweit mir bekannt, waren sie die ersten, die den Namen Skeptophylaxie benutzten; heute wird dieser Name oft angewendet, um eine Behandlungsmethode zu bezeichnen, die darin besteht, daß man dem Patienten eine kleine Dosis des Giftes oder Nahrungsmittels gibt, kurze Zeit bevor eine größere Quantität, die eine giftige Wirkung haben kann, gegeben werden soll.

Die Erscheinung der Skeptophylaxie ist demnach zuerst mit Pepton demonstriert worden (es ist möglich, daß die Methode in Fällen von Arzneimittel-Idiosynkrasie schon früher benutzt wurde) und Pepton wurde injiziert, um die Folgen der nachträglichen Injektion derselben Substanz zu verhüten. Später zeigte sich aber, daß das Pepton auch dazu dienen kann, die durch andere Substanzen hervorgerufenen anaphylaktischen Symptome zu verhindern. Das hat dazu geführt, daß die skeptophylaktische Therapie mit Pepton in einem größeren Kreise benutzt wurde; die Anwendung der Methode wurde noch weiter verbreitet, als französische Autoren zeigten, daß selbst per os genommenes Pepton anaphylaktische Symptome gelegentlich vorbeugen kann.

PAGNIEZ und PASTEUR VALLERY-RADOT gaben Pepton per os in Fällen von sogenannter alimentärer Anaphylaxie (Urticaria, Migräne), und WIDAL und seine Mitarbeiter gaben es bei Asthma bronchiale. AULD machte subcutane und intravenöse Peptoninjektionen bei Asthmatikern. JOLTRAIN gab es per os und CORDIER per rectum. Die Technik und die Resultate dieser Methode werden später besprochen werden.

Es ist möglich, daß auch andere Methoden der Behandlung von allergischen Krankheiten, wie die Milchinjektionen, die von WEIL bei der alimentären Anaphylaxie der Kinder benutzt wurden und die Injektion von Schwefel und Autoserum, in Zusammenhang mit der Skeptophylaxie gebracht werden müssen, trotzdem gewisse Unterschiede sicherlich vorhanden sind. Die zuletzt erwähnte Methode, die sogenannte Autohämotherapie, wurde, soweit ich weiß, von RAVAUT und von ACHARD und FLANDRIN eingeführt.

Die skeptophylaktische Therapie der Arzneimittel-Idiosynkrasie wird auf verschiedene Weise angewendet. Manchmal wird ein Versuch gemacht, den Patienten zu desensibilisieren, indem man ihm sehr kleine, aber nach und nach täglich zunehmende Dosen des Arzneimittels gibt. In diesem Falle ähnelt die Methode mehr der antianaphylaktischen Behandlung. Häufig wird jedoch die wirkliche skeptophylaktische Methode benutzt. Der Patient wird aufgefordert, eine sehr kleine Quantität des Arzneimittels eine Stunde, ehe die wirksame Dosis gegeben wird, einzunehmen. Oft wird dann die letztere gut vertragen.

Die skeptophylaktische Behandlung der Arzneimittel-Idiosynkrasie ist nicht neu, aber dank der Arbeit der französischen Forscher hat sie ein erneutes Interesse bekommen. Insbesondere wurde einer der Fälle, den WIDAL und seine Mitarbeiter (3) beschrieben haben, weit bekannt. Es war ein Fall von Überempfindlichkeit gegenüber Antipyrin, in welchem nach Belieben sensibilisiert und durch Skeptophylaxie desensibilisiert werden konnte.

Das Wesentliche an der Skeptophylaxie ist der Umstand, daß sie, wie oben erwähnt, nur einen vorübergehenden Schutz gibt. PAGNIEZ und NAST beschrieben einen Fall von Überempfindlichkeit gegenüber Schokolade bei einem Mann, der Schokolade sehr gut vertrug, wenn er vorher etwas Pepton genommen hatte. Dieser Zustand bestand seit Jahren. Ließ er das Pepton weg, dann verursachte die Schokolade schwere allergische Erscheinungen. Es gibt aber auch Fälle, in welchen die Überempfindlichkeit nach einer lange fortgesetzten Anwendung dieser Therapie nach und nach verschwindet.

Es ist bekannt, daß die Produktion des Anaphylatoxins in vitro durch Hinzufügen von Salzen gehemmt werden kann. SICARD und PARAF scheinen die ersten gewesen zu sein, die diese Art von Skeptophylaxie angewendet haben, indem sie Bicarbonatlösungen injizierten, um den Salvarsan- oder Serumschock zu vermeiden. WIDAL gab große Quantitäten von NaCl-Lösung in Fällen von Asthma; später gab er auch andere Salze, und auch hypertonische Lösungen von Glucose sind in ähnlichen Fällen angewendet worden.

V. Spezifische Behandlung.

Alle Methoden von spezifischer Behandlung der allergischen Erkrankungen sind auf dasselbe Prinzip gegründet, nämlich darauf, daß die Injektion einer sehr kleinen Menge von Allergen den Ausbruch eines Anfalles, der durch das Allergen bewirkt wurde, verhindern kann. So werden bei einem Heufieberpatienten die Symptome an Intensität abnehmen oder innerhalb der nächsten 1—2 Tage vollständig verschwinden, wenn ihm während der Jahreszeit, in welcher er seine Anfälle zu bekommen pflegt, kleine Quantitäten von Pollen injiziert werden. Wenn dann eine zweite Injektion gemacht wird, folgt eine weitere freie Periode von 2 oder 3 Tagen. Die Menge von Allergen, die auf diese Weise injiziert werden muß, ist sehr gewissenhaft zu wählen, da eine zu große Dosis einen allergischen Anfall auslösen kann. Wenn eine Serie von Injektionen auf diese Weise gemacht wird, kann man oft bemerken, daß die Empfindlichkeit des Patienten gegenüber dem Allergen nach und nach abnimmt. Trotzdem die erste Dosis eine leichte Rötung und Schwellung an der Injektionsstelle verursacht, haben spätere Dosen das nicht zur Folge; zur selben Zeit kann auch die allgemeine Empfindlichkeit des Patienten abnehmen; man kann dann die Dosis vergrößern, ohne dem Patienten zu schaden.

Wenn in der beschriebenen Weise eine Reihe von Injektionen mit nach und nach zunehmenden Dosen des Allergens gegeben werden, so wird die Empfindlichkeit des Patienten manchmal so weit vermindert werden, daß die Quantität von Allergen, die in Berührung mit ihm kommt (durch die Einatmung in der Luft, in der Nahrung oder auf andere Weise), ungenügend ist, um Anfälle auszulösen. Man kann ihn dann als geheilt betrachten, trotzdem der Überempfindlichkeitszustand sicherlich nicht ganz verschwunden ist. Intracutane Injektionen von Allergen werden dann immer noch eine Quaddel verursachen; aber sie wird nun kleiner sein als vorher. Wenn große Mengen von Allergen injiziert werden oder wenn eine abnorm große Quantität von Allergen in der Luft, die der Patient atmet, erscheint, dann wird er wieder einen allergischen Anfall bekommen, der allerdings schwächer sein wird als die früheren. Der Patient ist noch immer nicht in einen Zustand gebracht, den man in irgendeiner Weise mit der Antianaphylaxie vergleichen kann, auch ist er nicht immunisiert; sein allergischer Zustand hat sich jedoch so weit verringert, daß er ein normales Leben führen kann.

Cooke und van der Veer, sowie Freeman diskutieren diesen Punkt in Zusammenhang mit dem Heufieber. Während der Periode der Pollenbehandlung in Fällen dieser Krankheit vermindert sich die Empfindlichkeit der Conjunctiva und auch der Haut; aber einige Monate, nachdem die Behandlung aufgehört hat, wird die Conjunctiva ihre vorherige Empfindlichkeit wieder zurückgewinnen. Während der nächsten Heufiebersaison muß mit der Pollenbehandlung wieder begonnen werden, jedoch mit dem Unterschied, daß die Behandlung bei dieser Gelegenheit leichter ist. Wenn die Behandlung während diesem Jahr ausgesetzt wird, dann zeigt der Patient wahrscheinlich im nächsten Jahre denselben Zustand von Überempfindlichkeit, wie vor der Behandlung. Es muß aber noch bemerkt werden, daß Fälle beschrieben worden sind, in denen schon nach Behandlung während einer einzigen Saison eine vollständige und dauernde Heilung erreicht wurde.

Aus diesen Betrachtungen gehen die Möglichkeiten und Grenzen der antiallergischen spezifischen Therapie hervor. Nahezu immer wird es möglich sein, durch Einführung einer spezifischen Behandlung die Empfindlichkeit des Patienten in einem gewissen Grade zu vermindern. Wie weit diese Verminderung gehen wird, hängt aber von der Größe seiner vorherigen Überempfindlichkeit und besonders *von der Menge von Allergen ab, mit welcher er in Berührung kommt*, und von diesem zweiten Punkt hängt dann wieder ab, wie weit diese Verminderung seiner Empfindlichkeit ihm überhaupt nützen wird.

Dieser Beschreibung der spezifischen antiallergischen Behandlung muß noch ein wichtiger Punkt hinzugefügt werden. Subcutane Injektionen von Allergen, die einem allergischen Patienten gegeben werden, vermindern nicht nur seine Empfindlichkeit, sondern können sie im Gegenteil auch vergrößern. Das wird der Fall sein, wenn zu hohe Dosen benutzt werden; die erhöhte Empfindlichkeit kann einige Wochen dauern und kann in manchen Fällen so ausgesprochen sein, daß ganz gefährliche Situationen entstehen. Es ist klar, daß die größte Möglichkeit, zu schaden, in der ersten therapeutischen Dosis liegt. Diese Gefahr, eine erhöhte Empfindlichkeit zu verursachen, ist eine der Schwierigkeiten der spezifischen allergischen Behandlung.

Folgender Fall ist ein lehrreiches Beispiel für diese Möglichkeit.

Am 30. März 1923 kam bei uns ein Apotheker mit schwerem Ipecacuanhaasthma zur Behandlung. Es war dies ein charakteristischer Fall. Der Mann hatte früher Ipecacuanha gut vertragen, aber nachdem er während einer Periode von 2 Jahren in einem Geschäft gearbeitet hatte, in welchem große Mengen von Ipecacuanha aufgearbeitet wurden, wurde er nach und nach durch diese Droge in einem derartigen Maße sensibilisiert, daß seine Asthmaanfälle schon begannen, wenn im Nachbarraum seines Arbeitszimmers Doverpulver hergestellt wurde. Er hatte niemals irgendwelche Zeichen von Asthma, wenn er sich nicht in der Nähe von Ipecacuanha befand.

Als wir die Empfindlichkeit seiner Haut prüften, zeigte dieser Patient durch intracutane Injektion einer Verdünnung von 1:10 Milliarden von Ipecacuanha positive Reaktionen, dagegen wurden positive Reaktionen mit Emetin nur in einer Verdünnung von 1:10 000 erhalten. Es bestand in diesem Falle eine Überempfindlichkeit gegenüber einer im Ipecacuanha vorhandenen unbekannten, wasserlöslichen, kolloidalen Substanz. Vom 5. April bis zum 5. September wurde der Patient mit subcutanen Injektionen von verschiedenen Verdünnungen von Ipecacuanhalösung behandelt. Wir begannen mit 0,1 ccm einer Verdünnung von 1:10 Milliarden und erreichten 1 ccm von 1:10 000. Während dieser Behandlung war die Überempfindlichkeit des Patienten so weit vermindert, daß er fähig war, in dem Zimmer sich aufzuhalten, in welchem mit Ipecacuanha gearbeitet wurde, und er konnte sogar die Droge selbst berühren. Seine Hautreaktion war in dieser Zeit mit einer Verdünnung von 1:10 000 000 positiv, während die therapeutischen Injektionen immer noch eine lokale Reaktion zur Folge hatten. Da wir eine vollständige Desensibilisierung zu erreichen hofften, setzten wir die Behandlung mit größeren Konzentrationen fort. Als wir aber die Verdünnung von 1:1000 erreichten, bekam der Patient erneut Anfälle, sobald er sich mit Ipecacuanha beschäftigte. Die Anfälle wurden immer schlimmer, solange wir bei diesen hohen Dosen blieben. Dadurch wurden wir veranlaßt, die Injektionsdosis wieder herabzusetzen.

1. Die Technik der spezifischen Behandlung. Eine der Hauptschwierigkeiten der spezifischen Behandlung liegt in der Wahl der ersten Dosis, denn wenn sie zu hoch ist, können unerwünschte Symptome folgen, und ist sie zu niedrig, so ist sie erfolglos. Meistens wird die erste Dosis auf folgende Weise festgestellt. Es wird eine Reihe von intracutanen Injektionen mit verschiedenen Verdünnungen des Allergens gemacht und die Dosis, die gerade keine positive Reaktion mehr gibt (oder die Dosis, die gerade eine leichte Reaktion gibt), wird für die erste subcutane Injektion benutzt. Aber diese Methode vermeidet nicht alle Schwierigkeiten.

1. Die intracutane Injektion kann eine allgemeine Reaktion bei dem Patienten auslösen.

2. Es gibt kein bestimmtes Verhältnis zwischen dem Effekt einer subcutanen und einer intracutanen Injektion derselben Substanz. Ich habe Asthmaanfälle gesehen, in welchen eine subcutane Injektion mit einer Menge des Allergens, die 100mal kleiner war als die Menge, die keine positiven Hautreaktionen gegeben hat, schwere Symptome verursacht hat.

Deshalb bevorzugen Verfasser und seine Mitarbeiter eine andere Methode. Wir geben als erste Dosis meistens eine solche Allergenmenge, die niemals lokale oder allgemeine Reaktionen bei irgendeinem Patienten verursacht hat. Ausgehend von dieser ersten Dosis, werden immer größere Quantitäten gegeben, indem man im allgemeinen jeden zweiten Tag spritzt, bis die aktive Dosis gefunden ist. Nur bei der Heufieberbehandlung bestimmen wir die erste subcutane Dosis meistens durch intracutane Proben, weil sich gezeigt hat, daß in diesem Falle die Methode zuverlässig ist; aber auch hier kommen Ausnahmen vor.

Cooke hat die Heufieberpatienten nach der Intensität ihrer Hautempfindlichkeit gegenüber verschiedenen Verdünnungen seiner Pollenextrakte in drei Gruppen (A, B und C) geteilt. Später hat Fineman ähnliches versucht für Asthmafälle, welche überempfindlich gegenüber Kaninchen-, Pferdehaar und Baumwollsamen sind. Auf Grund seiner Untersuchungen ratet er bei Patienten mit unbekannter Überempfindlichkeit, die diagnostische Injektion immer erst mit sehr verdünnten Lösungen vorzunehmen, weil dadurch die Gefahr der Allgemeinerscheinungen vermieden wird. Verfasser zieht es — wie schon erwähnt — vor, zuerst eine Scarification zu machen und erst wenn diese negativ ausfällt, die intracutane Probe folgen zu lassen.

Noch auf einem anderen Wege hat Fineman versucht, den Grad der Überempfindlichkeit seiner Patienten zu messen, indem er nämlich untersuchte, ob die Intensität der Überempfindlichkeit parallel mit der Menge der Übertragungssubstanzen im Blute geht. Diese Methode war aber unzuverlässig, wie eigentlich zu erwarten war, weil doch bekanntlich der Gehalt von Übertragungssubstanzen im Blute eines und desselben Asthmatikers zu verschiedenen Zeiten verschieden sein kann.

2. Das Intervall zwischen zwei Injektionen. Solange sehr kleine Dosen des Allergens gegeben werden, ist es erlaubt, täglich zu injizieren; trotzdem geben wir in der Regel nur jeden 2. Tag eine Injektion. Sobald die aktive Dosis gefunden worden ist, geben wir die Injektionen zweimal in der Woche, ohne die injizierte Menge weiter zu vergrößern; später wird einmal in der Woche, und dann einmal in 14 Tagen injiziert; eventuell wird die Dosis dann etwas erhöht werden müssen.

Eine Dosis wird als aktiv betrachtet, wenn die allergischen Symptome günstig beeinflußt werden; es ist dann eine weitere Vergrößerung weder notwendig, noch erwünscht.

Es ist falsch, zu versuchen, eine vollständige Desensibilisierung zu erreichen, weil das meistens unmöglich sein wird und man dann Gefahr läuft, den Patienten empfindlicher zu machen. (Siehe den obenerwähnten Fall von Ipecacuanhasensibilisierung.)

Wenn nach einer Injektion allgemeine Reaktionen erscheinen (allergische Anfälle, Kollaps), dann war die Dosis zu hoch. Dann muß man mit den Injektionen 2 oder 3 Wochen lang aussetzen und die erste Dosis der neuen Serie sollte $^1/_{1000}$ von der zuletzt gegebenen betragen.

Es scheint vorzukommen, daß der Patient nach einer zu starken Dosis mehr oder weniger desensibilisiert worden ist. Tatsächlich schlagen manche vor, große Dosen zu geben und hoffen auf diese Weise eine rapide Desensibilisierung zu erreichen; doch muß ich bemerken, daß dies gefährlich ist und zu einem Resultat führen kann, das dem erwarteten entgegengesetzt ist. (Siehe den oben erwähnten Fall.)

Es ist wichtig, darauf hinzuweisen, daß die Anfälle während der Behandlung nach einer vorhergegangenen Besserung auch allmählich und ohne daß von einer allgemeinen Reaktion gesprochen werden kann, frequenter oder heftiger werden können. Es kann sein, daß die Dosis nicht mehr genügt (weil der Patient weniger empfindlich geworden ist); meistens aber wird sie zu groß gewesen sein. Wenn man das vermutet, so ist es wünschenswert, die Injektionen 3 Wochen lang ganz wegzulassen. War die vorher injizierte Menge zu groß, so wird während dieses Intervalles eine Besserung eintreten.

Bei der Heufieberbehandlung kann man auch anders vorgehen als hier angegeben ist, indem man der Methode der schnellen Desensibilisierung folgt. Diese Methode, die besonders dann indiziert ist, wenn der Patient dicht vor der Heufieberperiode in Behandlung kommt oder aus anderen Gründen nur kurze Zeit zur Verfügung steht, besteht in rasch aufeinanderfolgenden Injektionen mit steigenden Dosen.

3. Die Dauer der Behandlung. Auch in Fällen, in denen die Injektionen den Zustand des Patienten zuerst nicht zu verbessern scheinen, sollte die Behandlung so lange fortgesetzt werden, bis endgültig bewiesen ist, daß auf diese Weise keine Besserung erzielt werden kann. In allen jenen Fällen, in denen sich ausgesprochene Zeichen der Besserung zeigen, sollte die Behandlung so lange durchgeführt werden, bis alle Symptome verschwunden sind. Dieser Zustand wird mitunter in 2 Wochen erreicht sein; gelegentlich muß man die Injektionen aber auch 1 Jahr lang oder noch länger fortsetzen. In allen Fällen, in denen die Injektionen überhaupt in irgendeiner Periode eine ausgesprochene Besserung gegeben haben, sollte man die Behandlung fortsetzen, indem man die Dosen und die Intervalle wechselt, ohne die Geduld zu verlieren, bis das erwünschte Resultat erreicht ist. Gelegentlich wirkt es dabei günstig, wenn man die spezifische Behandlung auf einige Monate mit der nichtspezifischen abwechselt. So sollte man, selbst wenn alle Symptome schon verschwunden sind, noch etwa ein halbes oder ein ganzes Jahr lang weiter Injektionen geben, zuerst einmal in der Woche, später einmal in 14 Tagen und endlich einmal im Monat.

Diese Injektionen gelten für Fälle, die während des ganzen Jahres Symptome zeigen. Beim Heufieber muß man etwas anders vorgehen, man bestimmt die Empfindlichkeit des Patienten vor der Heufieberperiode, injiziert steigende Dosen bis am Ende der Saison und macht dann eine Pause bis nächstes Jahr. Bei dieser Krankheit ist es fast stets nötig, jährlich zu behandeln, meistens kann man aber jedes Jahr mit etwas weniger Injektionen auskommen, als im vorhergehenden Jahre der Fall war.

4. Behandlung einer Überempfindlichkeit gegenüber Hundehaar. Es folgt hier ein Beispiel der antiallergischen Behandlung eines — ziemlich selten vorkommenden — Falles von isolierter Überempfindlichkeit gegenüber Hundehaar.

15 Jahre alter Knabe. Zwei Brüder leiden an Asthma. Auch der Patient hat seit seiner frühesten Kindheit an schweren Asthmaanfällen gelitten. Während der letzten Jahre war er immer in der Nacht zwischen Samstag und Sonntag sehr unwohl und ist dann für zwei oder mehrere Tage im Bett geblieben. Es war ein Hund im Hause vorhanden und die Produkte dieses Tieres konnten natürlich an den Tagen, an denen der Junge nicht in die Schule ging, stärker einwirken. Die PIRQUET-Reaktion ist bei ihm negativ; alle Hautreaktionen mit Proteinen sind negativ, nur Hundehaar ist deutlich positiv.

Dieser Fall zeigt, daß man gelegentlich ausgezeichnete Resultate mit der spezifischen Behandlung erhält; es muß aber bemerkt werden, daß diese Methode auch versagen kann.

26. VI. 1921.	Anfang d. Behandlg.	1,0 ccm	Hundehaar	1:100000,	keine Anfälle
30. VI. 1921.	„ „ „	5,0 „	„	1:100000	„ „
3. VII. 1921.	„ „ „	0,5 „	„	1:100000	„ „
6. VII. 1921.	„ „ „	1,0 „	„	1:100000	„ „
9. VII. 1921.	„ „ „	1,0 „	„	1:100000	„ „
13. VII. 1921.	„ „ „	1,0 „	„	1:100000	„ „
16. VII. 1921.	„ „ „	1,5 „	„	1:100000,	leichte Anfälle
23. VII. 1921.	„ „ „	1,5 „	„	1:100000	„ „
30. VII. 1921.	„ „ „	2,5 „	„	1:100000,	keine Anfälle
6. VIII. 1921.	„ „ „	3,0 „	„	1:100000	„ „
13. VIII. 1921.	„ „ „	3,0 „	„	1:100000	„ „
20. VIII. 1921.	„ „ „	3,0 „	„	1:100000	„ „
27. VIII. 1921.	„ „ „	0,5 „	„	1: 10000	„ „
3. IX. 1921.	„ „ „	0,5 „	„	1: 10000	„ „
10. IX. 1921.	„ „ „	0,5 „	„	1: 10000,	leichte Anfälle
17. IX. 1921.	„ „ „	0,5 „	„	1: 10000,	keine Anfälle
24. IX. 1921.	„ „ „	1,0 „	„	1: 10000	„ „
2. X. 1921.	„ „ „	1,0 „	„	1: 10000	„ „
8. X. 1921.	„ „ „	1,0 „	„	1: 10000	„ „
22. X. 1921.	„ „ „	1,0 „	„	1: 10000	„ „
5. XI. 1921.	„ „ „	1,0 „	„	1: 10000,	leichte Anfälle
12. XI. 1921.	„ „ „	1,0 „	„	1: 10000,	keine Anfälle
26. XI. 1921.	„ „ „	1,0 „	„	1: 10000	„ „
17. XII. 1921.	Keine Injektion	— keine Anfälle			
4. I. 1922.	„ „	— „ „			
11. I. 1922.	„ „	— „ „			
13. V. 1922.	„ „	— „ „			

Wir können nicht umhin, auf die Tatsache hinzuweisen, daß vielleicht alle spezifischen Fälle mit spezifischen Methoden desensibilisiert werden könnten, wenn die richtige Methode gefunden würde. In den Fällen, in denen das bis jetzt noch nicht gelungen ist, kann man annehmen, daß diese richtige Methode noch nicht gefunden ist. Daraus läßt sich folgern, daß in Zukunft eine spezifische Therapie wahrscheinlich in größerem Umfange möglich sein wird als jetzt.

VI. Die nichtspezifische antiallergische Behandlung.

Im Anfang unserer Allergiestudien konnten wir nur in seltenen Fällen das spezifische kausale Agens des Asthmaanfalles identifizieren, eine spezifische Therapie war deshalb nur selten möglich. Es fiel uns aber auf, daß viele von diesen Asthmafällen mit ungeklärter Ätiologie sehr stark auf Tuberkulin reagierten, und wir sind dazu übergegangen, diese Patienten mit Tuberkulin zu behandeln in der Hoffnung, daß die Reaktion, welche als Folge der Tuberkulinallergie entsteht, auch die andere Allergie günstig beeinflussen wird. Es zeigte sich, daß in vielen Fällen unsere Voraussetzung richtig war und seitdem haben wir diese Behandlungsmethode regelmäßig gebraucht; als wir später in der Mehrzahl der Fälle spezifische Ursachen finden konnten und also spezifisch behandeln konnten, haben wir als Hilfsmethode doch die Tuberkulinmethode beibehalten.

1. Die Technik der Tuberkulinbehandlung von allergischen Krankheiten. Früher machten wir, bevor mit der Tuberkulinbehandlung angefangen wurde, erst eine PIRQUET-Reaktion und ließen uns bei der Wahl der ersten subcutanen Tuberkulindosis durch den Ausfall der Hautreaktion leiten. Nachdem wir aber gesehen hatten, daß kein bestimmter Zusammenhang zwischen der Intensität der cutanen Reaktion und der nach subcutaner Injektion folgenden Allgemeinreaktion besteht, sind wir dazu übergegangen, als erste Injektion stets 0,1 ccm der 1:100 000-Verdünnung von Alttuberkulin zu geben. Bei Kindern geben wir meistens als erste Dosis 0,1 ccm der 1:1 000 000-Verdünnung. Anfangs wird zweimal pro Woche gespritzt, nachher einmal pro Woche und später einmal in 14 Tagen. Die Dosis wird allmählich gesteigert, und in den meisten Fällen gehen wir nicht höher als 0,1 ccm der Verdünnung 1:10 000. In Ausnahmefällen geben wir noch zehn- oder hundertmal mehr.

Wir setzen die Injektionen in der angefangenen Weise fort bis

a) alle Symptome der Allergie verschwunden sind oder
b) eine starke lokale Reaktion oder
c) eine allgemeine Reaktion erscheint.

In diesen Fällen wird die Behandlung fortgesetzt, aber die Dosis bleibt konstant auf der zuletzt gegebenen Menge. Eventuell kann man sie dann später noch verstärken.

Die Behandlung muß ziemlich lange, bis zu einem Jahr und manchmal noch länger fortgesetzt werden.

Selbst in erfolgreichen Fällen kann es vorkommen, daß die allergischen Symptome 3 Wochen nach Einstellung der Injektionen wieder auftreten. BOUVEYRON, der — wie schon erwähnt — ganz unabhängig von uns gearbeitet hat, machte dieselbe Erfahrung. In einem solchen Fall muß erneut mit der Tuberkulinbehandlung begonnen werden.

Alle unsere therapeutischen Tuberkulininjektionen werden subcutan gegeben.

PONNDORFF wendet Tuberkulin cutan an, indem er zuerst eine Reihe von großen Hautscarificationen macht. Wir sind in einigen Fällen dieser Methode gefolgt, haben aber den Eindruck gehabt, daß in dem Falle, wo die subcutane Injektion unwirksam ist, die PONNDORFF-Methode auch keine Resultate gibt. Da die PONNDORFF-Reaktion außerdem den Nachteil hat, daß sie eine genaue Bestimmung der wirksamen Quantitäten nicht erlaubt und daß manchmal starke Allgemeinreaktionen auftreten, haben wir uns nicht berechtigt gefühlt, sie weiter anzuwenden.

Wenn die Tuberkulinbehandlung in der beschriebenen Weise gemacht wird, dann ist sie vollständig harmlos. Trotzdem muß immer an zwei Punkte gedacht werden. Erstens daran, daß eine negative Hautreaktion nicht dazu führen soll, große therapeutische Dosen subcutan zu geben, da allgemeine Reaktionen (allergische Anfälle, hohe Temperatur) plötzlich erscheinen können.

Der andere Punkt ist der, daß die angegebenen Regeln nur für jene Fälle gelten, in welchen keine aktive Tuberkulose besteht. Diese Möglichkeit sollte durch eine sehr gründliche Untersuchung vorher ausgeschlossen werden.

2. Die Wahl der Tuberkulinpräparate. Wir haben bis jetzt immer das Kochsche T.O.A. benutzt. Dieses gab stets gute Resultate. Vielleicht haben andere Tuberkuline auch dieselbe Wirkung; aber solange das nicht bewiesen ist, empfehlen wir nur das von uns benutzte oder ein ähnliches Präparat.

3. Die Resultate der Tuberkulinbehandlung. Die Mehrzahl unserer allergischen Patienten leidet an Asthma. Demnach können die Erfolge unserer Tuberkulinbehandlung am besten an dieser Krankheit beurteilt werden. Bis heute umfaßt unsere Statistik die Tuberkulinbehandlung von mehr als 300 Asthmafällen[1], von welchen 15—20% vollständig unbeeinflußt blieben. Ungefähr 50% wurden ganz oder fast ganz geheilt, während etwa 28—30% merklich bzw. bedeutend gebessert wurden.

Diese Zahlen beziehen sich auf alle Fälle von Asthma, die zwischen 1921 und 1924 in unsere Behandlung gelangten, abgesehen von nur drei Patienten, die einige Tage nach ihrem Eintreffen und ehe noch irgendeine antiallergische Behandlung begonnen werden konnte, starben.

Der Erfolg einer Tuberkulinbehandlung wird sich mitunter schon nach den ersten, wenigen Injektionen oder aber erst nach einigen Monaten zeigen. Wir teilen das immer, ehe wir beginnen, unseren Patienten mit und legen großes Gewicht darauf, sie so zu beeinflussen, daß sie geduldig warten und die Behandlung nicht unterbrechen, bevor sich ein Erfolg zeigt.

Wenn wir auch nicht bei allen unseren Patienten Besserung erreichen konnten, möchten wir doch ausdrücklich betonen, daß die Behandlung (außer in 3 Fällen) unseren Patienten niemals geschadet hat. Bei Beginn unserer Tätigkeit haben wir nämlich in 2 Fällen zu hohe Tuberkulindosen gegeben, mit dem Resultat, daß ihnen ein schwerer

[1] Die Totalzahl der von uns mit Tuberkulin behandelten Asthmapatienten übersteigt jetzt schon 800. Es können aber die späteren Fälle, die mit Tuberkulin und spezifischen Allergenen behandelt wurden, nicht für die hier besprochene Statistik verwendet werden.

Asthmaanfall folgte. Nach 2 Wochen verschwand dieser Zustand, und es trat Besserung ein. Ähnliche Fälle sind schon früher in der Literatur beschrieben worden, lange, ehe die Tuberkulinbehandlung der Asthmatiker rationell durchgeführt wurde.

Bei einem dritten Patienten wurde die Tuberkulinbehandlung durch einen Kollegen, der unsere Anweisungen mißverstanden hatte, zu weit getrieben, indem er die Tuberkulindosen fortwährend steigerte, trotzdem bereits alle asthmatischen Erscheinungen vollkommen verschwunden waren. Als Folge der Überdosierung bekam der Patient neue Asthmaanfälle und war bis zu einem solchen Grad überempfindlich für Tuberkulin geworden, daß Asthmaanfälle schon nach der Injektion von Tuberkulindosen auftraten, die 1000—10 000mal kleiner waren als die Anfangsdosen. In dieser Periode waren wir genötigt, einige Asthmaanfälle auszulösen, ehe wir die Grenze der Empfindlichkeit wiederfanden. In allen 3 Fällen, in welchen der Zustand der Patienten durch die Tuberkulininjektionen sich verschlechterte, dauerte diese Periode nicht länger als 14 Tage.

Unsere ersten Patienten mit Bronchialasthma haben wir, ehe wir mit den Injektionen begannen, immer in ein Spital aufgenommen. Das war nötig, weil die Art und Weise unseres Vorgehens damals vollständig neu war, die wirksamen Dosen bestimmt werden mußten usw., so daß wir uns nicht berechtigt fühlten, anders zu handeln. Jetzt aber wird die Behandlung — falls nicht aus anderen Gründen Aufnahme in der Klinik nötig ist — ambulatorisch durchgeführt.

Um die Erfolge einer Tuberkulinkur zu illustrieren, erwähnen wir zwei typische Beispiele einer sehr erfolgreichen Tuberkulinbehandlung. Es ist bereits erwähnt worden, daß die Tuberkulindosen, die injiziert werden müssen, je nach dem Individuum sehr verschieden sind und daß die eigentliche Schwierigkeit bei der Anwendung dieser antiallergischen Therapie darin besteht, daß die wirksame Dosis gefunden werden muß, da es absolut unmöglich ist, Regeln aufzustellen, die für die Behandlung aller Asthmatiker passen. Deshalb wird ein Arzt, der sich für diese Behandlung spezialisiert, viel erfolgreicher arbeiten, als der allgemeine Praktiker. Aber auch letzterer wird fähig sein, gute Resultate zu erreichen, wenn er und sein Patient Geduld genug haben. Es muß dabei noch auf einen Punkt aufmerksam gemacht werden. Wenn die Dosis kontinuierlich vergrößert wird, kann es geschehen, daß die wirksame Dosis nach und nach überschritten wird, ohne daß der Arzt es merkt. Unter solchen Umständen muß man auf sehr geringe Dosen zurückgehen. Diese können eine lokale Reaktion hervorrufen, auch wenn größere Dosen es nicht mehr taten und inzwischen den allergischen Zustand der Patienten verbessern. In einem der unten angeführten Behandlungsbeispiele ist dieser Fall eingetreten.

4. Tuberkulinbehandlung. Krankengeschichten. I. M. H. Alter 5 Jahre. Asthma seit 3 Jahren. PIRQUET + +. Hat regelmäßig asthmatische Symptome (Pfeifen) und manchmal schwere Anfälle.

Kommt 22. VI. 1923 in Behandlung. Purinfreie Diät und Tuberkulinbehandlung, weiter überhaupt keine Medikamente. Nur ambulatorisch behandelt.

23. VI. 1923.	T.O.A. 1 : 1 000 000.
19. VII. 1923.	T.O.A. 2 : 1 000 000.
21. VII. 1923.	T.O.A. 5 : 1 000 000, hat leichte Anfälle gehabt.
23. VII. 1923.	T.O.A. 6 : 1 000 000, keine Anfälle.
25. VII. 1923.	T.O.A. 5 : 1 000 000, leichte Anfälle.
28. VII. 1923.	T.O.A. 6 : 1 000 000, keine Anfälle.
31. VII. 1923.	T.O.A. 8 : 1 000 000, nur etwas „Pfeifen".
2. VIII. 1923.	T.O.A. 1 : 1 000 000 keine Anfälle.
4. VIII. 1923.	T.O.A. $1^1/_2$: 100 000 „ „
6. VIII. 1923.	T.O.A. 2 : 100 000, lokale Reaktion, keine Anfälle.
8. VIII. 1923.	T.O.A. 2 : 100 000 „ „ „ „
10. VIII. 1923.	T.O.A. $1^1/_2$: 100 000, keine Anfälle.
13. VIII. 1923.	T.O.A. 2 : 100 000, etwas „Pfeifen".
15. VIII. 1923.	T.O.A. 2 : 100 000, etwas „Pfeifen", starke lokale Reaktion, leichtes Fieber.
17. VIII. 1923.	T.O.A. 1 : 100 000, keine Anfälle.
20. VIII. 1923.	T.O.A. $1^1/_2$: 100 000 „ „
22. VIII. 1923.	T.O.A. $1^1/_2$: 100 000 „ „
25. VIII. 1923.	T.O.A. 2 : 100 000 „ „
28. VIII. 1923.	T.O.A. 5 : 100 000 „ „
31. VIII. 1923. / 19. IX. 1923.	T.O.A. 5 : 100 000 einmal pro Woche. Nur 31. VIII. 1923 ein Anfall, sonst nur gelegentlich etwas „Pfeifen".
19. IX. 1923. / 22. I. 1924.	T.O.A. allmählich gestiegen bis 1 : 10 000. Gar keine Anfälle mehr, wiewohl Patientin am 6. XII. 1923 einen Schnupfen durchmachte.
22. I. 1924.	Aus der Behandlung entlassen. Der Hausarzt spritzt während der ersten Monate noch einmal pro Woche 1 : 10 000 T.O.A.

Im Jahre 1924 war der Zustand vorzüglich.

Epikrise: Ziemlich schwerer Asthmafall bei einem 5jährigen Kinde. Schon nach den ersten Injektionen Besserung. In den Perioden, in denen eine starke lokale Reaktion hervorgerufen wird (durch 2 : 100 000), etwas Pfeifen; dann mehr als 1 Jahr lang ganz ohne Beschwerden; nimmt an Gewicht stark zu und fühlt sich bedeutend besser.

II. L. v. d. V., Schüler, 9 Jahre alt.

Asthmatische Anfälle seit dem Alter von $2^1/_2$ Jahren, die in den letzten 3 Jahren schwerer geworden sind. In jedem Wintermonat ein Anfall, der einige Tage dauert. Im Sommer alle 2—3 Monate ein Anfall.

Großvater, Großmutter und die drei Tanten väterlicher Seite hatten Asthma. Anfang der Behandlung am 18. VIII. 1921; zuerst wurde er nur mit 3 g Calciumchlorid pro Tag behandelt. Tuberkulininjektionen wurden nicht gegeben. Im Winter 1921—1922 hatte er 5 Anfälle, die weniger schwer und von kürzerer Dauer als zuvor waren. Im Sommer 1922 hatte er einzelne Anfälle. Es wurde die Calciumchloridbehandlung fortgesetzt. Im Winter 1922—1923 fühlte er sich aber schlechter denn je.

Im März 1923 wurde die Tuberkulinbehandlung begonnen, zuerst zusammen mit kleinen Milchdosen, später nur mit T.O.A. wie folgt:

26. März T.O.A. 2 : 1 000 000.
30. „ T.O.A. 3 : 1 000 000, keine Anfälle.
4. April T.O.A. 4 : 1 000 000 „ „
11. „ T.O.A. 2 : 1 000 000, leichter Anfall.
18. „ T.O.A. 3 : 1 000 000, keine Anfälle.
23. „ T.O.A. 4 : 1 000 000 „ „
2. Mai T.O.A. 5 : 1 000 000 „ „
9. „ T.O.A. 2 : 1 000 000, kein Anfall.

Vom 9. Mai bis zum 27. Juni 1923 wurde die Dosis langsam erhöht bis auf 1:100 000. In dieser Zeit hatte der Patient zweimal einen Anfall. Dann wurde die Dosis rasch erhöht. Am 8. August wurde 1:10 000 gegeben, und dann wurden alle 14 Tage Injektionen gemacht. Die Dosis wurde langsam gesteigert bis zum 1. März 1924; an diesem Tage wurde 1:1000 gegeben. Diese Dosis wurde einmal in jeder 3. Woche wiederholt. Seit dem 6. Juni 1923 hatte der Patient keine weiteren Anfälle:

Epikrise: Dieser Knabe mit hereditärem Asthma hatte von Jahr zu Jahr häufigere und schwerere Anfälle. Diät und Calciumchlorid verbesserten den Zustand vorübergehend. Dann trat wieder Verschlimmerung ein. Nach kleinen Dosen von Tuberkulin zeigt sich eine auffallende Besserung. Später wurden größere Dosen gegeben und dann sind die Anfälle ganz verschwunden.

In der ersten Auflage dieses Buches hat Verfasser auch einige Beispiele von nur teilweise erfolgreicher oder erfolgloser Tuberkulinbehandlung angeführt und darauf hingewiesen, daß man solche Fälle besonders häufig unter den schweren Klimaasthmatikern findet. Weil aber jetzt gerade diese Art Patienten ganz anders von uns behandelt werden können, hat es keinen Zweck mehr, diese Krankengeschichten hier mitzuteilen.

5. Nichtspezifische Therapie. Injektionen von Milch oder Schwefel. Peptonbehandlung usw. Die spezifische Behandlung und die Tuberkulintherapie geben nicht immer einen raschen Erfolg. Manchmal gehen einige Wochen vorüber, bis die richtige Dosierung gefunden ist.

Während dieser Zeit kann man oft eine sofortige Besserung des Zustandes durch Anwendung einer nichtspezifischen, z. B. Milch-, Schwefel- oder Peptontherapie bekommen. Diese Behandlung muß auch in jenen Fällen versucht werden, welche durch die anderen Behandlungsmethoden nicht gebessert werden. Außerdem verwenden wir diese Therapie sehr oft, wenn wir rasch feststellen wollen, ob eine antiallergische Therapie in einem bestimmten Asthmafall überhaupt Aussicht auf Resultate bietet. Gelegentlich ist es nötig — wie schon erwähnt —, die spezifische Therapie zeitweise mit der nichtspezifischen Therapie abwechseln zu lassen.

6. Milchtherapie. Milchinjektionen, als eine Form der unspezifischen Proteintherapie, sind bei zahlreichen Krankheiten verschiedenster Herkunft angewendet worden. Es schien uns ratsam, diese Methode auch bei allergischen Patienten auf Grund der folgenden Überlegung zu versuchen.

Häufig wird während einer akuten Infektionskrankheit ein Patient, der vorher an schweren allergischen Anfällen litt, vollständig frei von allen Symptomen. Diese Periode des Wohlseins kann noch 3—4 Wochen und sogar Monate nach der Heilung der intermediären Krankheit andauern. Dann kehrt der frühere Zustand mit den allergischen Anfällen wieder zurück.

Die Krankheit, die eine Besserung verursachen kann, kann eine Bronchopneumonie oder eine Influenza oder eine Tonsillitis oder irgendeine andere akute Krankheit sein. Andererseits ist bekannt, daß Krankheiten der Atmungsorgane den Zustand auch verschlechtern können.

Wenn man das weiß, so kann es nicht überraschen, daß Injektionen einer Substanz, die eine lokale Reaktion, d. h. eine aseptische Entzündung und eine allgemeine Reaktion mit Fieber, Kopfweh usw. auslöst, den allergischen Zustand bessern oder verschlechtern kann. Nach der Meinung des Verfassers zeigen sich hier die Möglichkeiten und Grenzen der nichtspezifischen Therapie. Die Injektion von Milch, Schwefel oder Pepton verursacht eine Reaktion, die „gut“ oder „schlecht“ für den Patienten sein kann. Das wird man in jedem gegebenen Fall ausprobieren müssen. Ich neige zu der Ansicht, daß die Vaccinebehandlung, inbegriffen die Autovaccinebehandlung, im Grunde auch nur eine nichtspezifische Proteintherapie darstellt. Möglicherweise liegt hier auch die Erklärung für den Erfolg der Tuberkulinbehandlung. Eine Erklärung für die Tatsache, daß eine Besserung der Anfälle während einer Er- Erkrankung oder nach Injektion von Proteinen auch fehlen kann, läßt sich nicht finden.

Diese Frage wird durch Untersuchungen, die Gottlieb und Freund vor einigen Jahren ausführten, etwas beleuchtet. Storm van Leeuwen und van der Made (14) hatten nachgewiesen, daß intravenöse Injektionen von Pepton bei Tieren unter gewissen Bedingungen die Empfindlichkeit gegenüber Adrenalin vergrößern können. Später haben dann Gottlieb und Freund diese Tatsache bestätigt; auch zeigten sie, daß nach einer Injektion von Milch oder anderem Eiweiß bei Kaninchen die Empfindlichkeit für Adrenalin noch einige Wochen lang erhöht bleibt (in unseren Versuchen hat die Wirkung von Pepton nur einige Stunden gedauert). Hiermit ist die Frage noch nicht gelöst, aber vielleicht der Weg gezeigt, der zur Erklärung der Heilwirkung der Eiweißinjektionen bei Allergischen führen kann.

Erich Meyer und A. Reinholt haben mit einer ingeniösen Methode, die es ermöglicht, beim lebenden Menschen oder Tiere spektroskopisch die Geschwindigkeit der Sauerstoffabgabe aus dem Blute an das Gewebe zu beobachten, den

Einfluß von Protein-Therapie auf die Sauerstoffaufnahme der Gewebe studiert. Dabei konnten sie feststellen, daß nach Injektion von Milch und Typhusimpfstoff — neben einer Steigerung der Körpertemperatur — auch eine Beschleunigung der Gewebsatmung beobachtet wird. Die Beschleunigung kann über mehrere Tage anhalten. Vielleicht kann aus dieser Beobachtung eine Erklärung für den günstigen Einfluß der Proteintherapie auf manche Krankheiten wachsen.

Auch eine Beobachtung von P. Wichels verdient in dieser Beziehung Erwähnung. Wichels fand, daß Einspritzung von antigenen und nichtantigenen Substanzen (sogar Glucose und Kochsalzlösungen) bei normergischen Personen eine Erhöhung des Serum-Albumins im Verhältnis zum Globulin hervorrief, bei Allergikern aber das umgekehrte. Durch Immunisierung oder durch Sensibilisierung (durch Eiweißinjektion) konnte er also eine nichtspezifische Änderung im Blute feststellen. Er befindet sich hierbei im Einklang mit Le Comte du Nouy, der unter solchen Bedingungen bei Kaninchen eine Änderung im „Time-drop" bei der Untersuchung der Oberflächenspannung des Serums fand.

Auch von diesen Untersuchungen kann man vorderhand nur sagen, daß sie für die Erklärung des Resultats der nichtspezifischen Proteinetherapie wahrscheinlich von Interesse sind, ohne daß sich jetzt schon übersehen ließe, zu welchen Schlußfolgerungen sie Anlaß geben können.

Die Auffassung, daß der menschliche Körper eben zwei Reaktionen nicht zur selben Zeit im Gange halten kann, so daß die eine, künstlich eingeleitete, die andere ausschließt, erklärt die Frage nicht und scheint nicht einmal sehr wissenschaftlich zu sein, sie gibt aber die Tatsachen so, wie sie zweifellos sind.

7. Technik der Milchtherapie. Unsere Methode, Milchinjektionen zu machen, ist im allgemeinen die folgende:

1. Tag 0,1 ccm sterilisierte Milch subcutan und 6 Stunden später eine Injektion von 1 ccm,
2. „ 2 „ subcutan,
3. „ 5 „ intramuskulär,
4. „ 10 „ „
5. „ 2 „ subcutan,
6. „ 2 „ „
7. „ 0,2 „ „
8. „ 0,1 „ „
9. „ 0,1 „ „
10. „ 0,1 „ „
11. „ und in den nächsten Tagen je 0,1 ccm subcutan.

Im allgemeinen werden die ersten Injektionen und weitere kleinere Dosen ohne Beschwerden ertragen; aber nach den größeren Injektionen von 5 oder 10 ccm wird der Patient gewöhnlich allgemeine Reaktionen zeigen, die in Kopfweh, Unruhe und Temperaturerhöhung (manchmal bis auf 40° C) bestehen. Gleichzeitig mit diesen Reaktionen tritt Besserung oder — in selteneren Fällen — Verschlechterung des allergischen Zustandes ein. Ist letzteres der Fall, dann sollte man mit den Milchinjektionen aufhören oder nur kleinere Dosen anwenden. Wenn der asthmatische Zustand auf der Höhe der Allgemeinsymptome wesentlich gebessert ist, wie das oft in überraschender Weise der Fall ist, so werden die Injektionen so, wie oben angegeben, fortgesetzt. Es braucht kaum besonders hervorgehoben zu werden, daß je nach Bedürfnis Änderungen an diesem Schema gemacht werden müssen.

Wird die Milchbehandlung bei allergischen Fällen angewendet, dann sollten die folgenden Punkte beachtet werden:

a) Es ist immerhin möglich, daß der zu behandelnde Patient überempfindlich gegenüber Milch ist; dementsprechend kann die Dosis von 10 ccm, die gewöhnlich bei nichtallergischen Fällen am Anfang der Behandlung gegeben wird, tödlich sein. Deshalb sollte man die einleitenden Injektionen von 0,1 und 1 ccm nie auslassen.

b) Nach der ersten Serie von Milchinjektionen kann der Patient sensibilisiert worden sein, trotzdem er vorher nicht überempfindlich war. Deshalb muß man eine zweite Serie von Injektionen wieder mit 0,1 ccm beginnen. Nichtbeachtung dieser Regel verursachte, nach einer Mitteilung von LUBLINER, den Tod eines Patienten, der nicht einmal eine allergische Erkrankung zeigte:

Ein kräftiges Mädchen, das an Gonorrhöe ohne jede andere Krankheit litt, wurde mit einer Reihe von intramuskulären Milchinjektionen behandelt, die sehr gut vertragen wurden. 8 Tage nach der letzten Injektion dieser Serie wurde neuerdings injiziert. Sie starb einige Minuten nach der Injektion unter allen Zeichen des anaphylaktischen Schocks. Auch andere ähnliche Fälle sind bekannt.

c) Wenn nach Injektion von 5—10 ccm Milch eine Besserung der asthmatischen Erscheinungen eintritt, werden weitere Injektionen von kleineren Mengen oft auch günstig wirken. In diesen Fällen kann man tägliche Injektionen von 0,1 ccm zwei bis drei Wochen lang geben. Wenn nach dieser Zeit die Asthmaerscheinungen wiederkehren, kann es nötig werden, die Dosis vorübergehend zu steigern, es kann aber auch nötig werden, sie bis auf 0,01 ccm herabzusetzen.

d) Bald nachdem die Milchtherapie empfohlen worden war, kamen Handelspräparate von Milcheiweiß auf den Markt und sind jetzt weit verbreitet. Es wird behauptet, daß Caseinpräparate, wie Caseosan, mildere Erscheinungen machen und den gleichen therapeutischen Wert haben als Milch. Es ist aber gezeigt worden, daß Milch nach Entfernung des Caseins immer noch eine Wirkung hat, so daß es sicher ist, daß Caseinpräparate nicht identisch mit Milch sind. Außerdem ist es überhaupt nicht sicher, daß die allgemeinen Reaktionen, die durch Milchinjektionen verursacht sind, schädlich wirken. Vielleicht sind sie ein wesentlicher Teil der Behandlung. Solange das nicht entschieden ist, bevorzugen wir die Milch, die immer und überall zu erhalten und viel billiger ist als die Handelspräparate. Wir haben wegen der Gefahr der Anaphylaxie eiweißhaltige Präparate ganz verlassen und verwenden nur Lösungen von Schwefel in Öl.

Folgender Fall illustriert, was man von der Milchtherapie erwarten kann.

Patient Nr. 181, 48 Jahre alt, seiner Beschäftigung nach Grünzeughändler, mit sehr schwerem Asthma, nahezu niemals frei von Anfällen; zahlreiche Anfälle jeden Tag. Bei der Aufnahme in die Klinik war die PIRQUET-Probe positiv. Er wurde 6 Wochen lang mit Tuberkulin behandelt, mit dem Resultat, daß er sich subjektiv bedeutend besserte und die Anfälle seltener und weniger heftig wurden. Während er sich bisher stets unruhig und krank fühlte, ging er nunmehr den ganzen Tag umher, trotzdem er zwei oder drei Anfälle hatte. In den Zwischenzeiten fühlte er sich ganz wohl. Demnach war die Tuberkulintherapie teilweise erfolgreich. Der Patient hatte einen Anfall von Angina, mit einer Temperatur von 39° C und hatte nun 2 Tage lang nicht einen einzigen Asthmaanfall. Nachdem diese Krankheit vorüber war, wurde die Milchtherapie in der folgenden Weise versucht:

1. Tag 0,1 ccm Milch, 5 Stunden später 1 ccm subcutan, Temperatur 37,3° C.
2. „ 5 „ „ intramuskulär, Temperatur 39,1° C,
3. „ 10 „ „ „ „ 38,5° C,
4. „ 10 „ „ „ „ 38,7° C,
5. „ keine Milchinjektionen, Temperatur 37,4° C.

Nach der Injektion von 5 ccm blieben die Anfälle aus, kehrten aber nach etwa 2 Monaten wieder, so daß er dann im gleichen Zustande war, wie vor der Milchbehandlung; nach beständig fortgeführten Tuberkulininjektionen hat sich sein Zustand immer mehr gebessert.

8. Peptontherapie. Soweit mir bekannt, war AULD der erste, der die Anwendung von Peptoninjektionen in der Therapie des Bronchialasthmas empfohlen hat. Er hat intravenöse und intramuskuläre Injektionen angewendet und gibt an, sehr gute Erfolge gehabt zu haben. Er bevorzugt das Pepton II von ARMOUR gegenüber dem WITTE-Pepton, da ersteres angeblich weniger toxische Substanzen enthalte. Unsere Resultate mit Peptoninjektionen sind nicht so gut wie die von AULD, wir haben es allerdings auch nicht ebenso eingehend geprüft und nur subcutan angewendet. Seitdem wir zu den Schwefelinjektionen übergegangen sind, haben wir das Pepton ganz verlassen.

9. Schwefelinjektionen. Während des letzten Jahres haben wir fast immer Injektionen von Schwefel, anstatt von Milch gemacht. Diese Injektionen haben den Vorteil, daß man keine Anaphylaxie zu fürchten hat. Außerdem geben sie regelmäßigere Reaktionen.

Als Standarddosis haben wir 1 ccm einer 1%igen sehr feinen Suspension von Schwefel in Olivenöl gewählt, die im Laboratorium der Klinik zu diesem Zwecke hergestellt wird. Wenn man diese Dosis intramuskulär injiziert, so wird sie bei den meisten Patienten eine schmerzhafte lokale Reaktion auslösen, die nach etwa 8 Stunden von einer Allgemeinreaktion mit Fieber, Kopfweh usw. gefolgt wird. Diese Reaktion dauert gewöhnlich 24 Stunden. Falls die allergischen Symptome sich während dieser Periode vermindern, ist es ratsam, diese Therapie fortzusetzen; aber wir bemühen uns dann immer, eine Dosis zu finden, die wenig oder gar kein Fieber macht und trotzdem noch den Zustand des Patienten bessert. Man wird hierfür etwa 0,2—0,5 ccm von der 1%igen Lösung geben müssen.

Wenn die Schwefelbehandlung längere Zeit fortgesetzt werden muß, verwenden wir oft auch eine 1‰ige Lösung und injizieren davon 0,5 bis 1 ccm subcutan ein- oder zweimal pro Woche.

Wir haben auch andere Schwefelpräparate versucht, darunter auch eine vollständig klare kolloidale Lösung, aber wir hatten den Eindruck, daß unsere Suspension die bessere und weniger schmerzhaft ist.

Die Schwefelbehandlung gibt manchmal bemerkenswerte Resultate, ist dagegen in anderen Fällen wertlos. In einigen Fällen von Asthma zusammen mit Gesichts- und Körperekzem, das jeder anderen Behandlung trotzte, erhielten wir in einer auffallend kurzen Zeit eine erstaunliche Besserung. Doch müssen wir hinzufügen, daß die Dosis von 1 ccm der 1%igen Suspension die allergischen Symptome auch verstärken kann, wie wir das in einem Fall gesehen haben. Später angewendete kleinere Mengen haben dann nachher vorzügliche Resultate gegeben.

Früher haben wir manchmal auch Injektionen mit Natriumnucleinat benutzt. Sie können gute Resultate geben. Wir ziehen aber den Schwefel vor.

10. Die Behandlung mit einem Extrakt aus menschlichen Hautschuppen. Nachdem nahezu alle Allergische auf die Injektion eines Extraktes aus menschlichen Hautschuppen positiv reagieren, könnte angenommen werden, daß eine Behandlung mit diesem Extrakt sich erfolgreich erweisen wird. Wir haben in dieser Richtung Versuche gemacht, aus denen sich ergeben hat, daß sicher etwas in dieser Richtung zu erreichen ist, aber unsere Erfahrung erlaubt uns bisher noch nicht, endgültige Folgerungen zu ziehen.

11. Peptonbehandlung per os. Französische Autoren haben gezeigt, daß bei einer Anzahl von Fällen allergischer Erkrankungen, in denen Nahrungsfaktoren für das Auftreten der Anfälle verantwortlich sind, Besserung oder sogar Aufhören der Anfälle erreicht werden kann, wenn die Patienten $^3/_4$ Stunden vor jeder Mahlzeit $^1/_2$ g Pepton einnehmen. Diese Behandlung gibt mitunter bemerkenswerte Resultate, häufig aber absolut gar keine. Da sie gefahrlos ist, sollte man sie in jedem Falle, in dem Nahrungsfaktoren eine Rolle spielen können, versuchen.

Besonders erfolgreich ist die Methode meistens bei Urticaria; hier soll sie nie unterlassen werden. Gefahren hat die Methode nicht, nur haben wir zwei Fälle gesehen, in denen $^1/_2$ g Pepton (in einem Fall Witte-Pepton, im anderen Armours Pepton) einen Asthmaanfall innerhalb einer halben Stunde verursachte. Deshalb verordnen wir in der letzten Zeit nur 250 mg pro Dosis, eventuell soll man noch weiter heruntergehen bis zu 100 mg. Das Pepton muß genau $^3/_4$ Stunden vor jeder Mahlzeit eingenommen werden. Es sollte zwischen den Mahlzeiten keine Nahrung zugeführt werden. Wenn die Behandlung erfolgreich ist, so zeigt sich das schon nach einigen Tagen. Sie muß 1—2 Monate lang fortgesetzt werden; dann kann man nach und nach aufhören. Falls nach den ersten Tagen keine Besserung der Symptome eingetreten ist, erübrigt sich eine Fortsetzung der per os-Gaben von Pepton.

12. Diät bei allergischen Erkrankungen. In vielen Fällen von allergischen Erkrankungen hat man zu untersuchen, ob nicht Nahrungsfaktoren im Spiele sind! Dabei muß zwischen zwei verschiedenen Typen der Nahrungsmittelallergie unterschieden werden.

Als Beispiel des ersten Typus kann die Überempfindlichkeit gegenüber Eiern genannt werden. Unmittelbar nach der Aufnahme auch von minimalen Mengen Ei (z. B. ein Milligramm oder weniger) treten Erbrechen und Durchfall auf und nach etwas größeren Dosen Darmblutungen, Temperatursturz, Schock. Ich kenne Fälle, wo schon bei der Passage der Nahrung durch den Pharynx dort ein Jucken und Kitzeln gespürt wird. Man muß hier wohl wegen der Geschwindigkeit, mit der die Erscheinungen auftreten, annehmen, daß ungespaltenes Allergen auf die Schleimhaut einwirkt und resorbiert wird. Diese Fälle sind der Anaphylaxie sehr ähnlich.

Charakteristisch für diesen ersten Typus ist also das stürmische Auftreten der Erscheinungen unmittelbar im Anschluß an die Nahrungsaufnahme und dazu kommt noch ein zweiter Faktor: die Spezifizität. Meistens werden die Erscheinungen der Allergie bei einer bestimmten Person nur durch *ein* Allergen oder eine kleine Gruppe von Allergenen hervorgerufen, während andere Nahrungsmittel anstandslos vertragen werden. In diesen Fällen wird meistens die Hautreaktion mit dem Nahrungsmittel positiv sein. Sie kann aber auch fehlen. Umgekehrt beweist eine starke Hautempfindlichkeit noch nicht, daß auch der Magen-Darmkanal allergisch reagiert. Bastei teilt z. B. einen Fall mit, in dem eine starke Überempfindlichkeit der Haut und Bronchien gegenüber Kaninchenhaar und gegen das Albumin des Kaninchenserums bestand, während Kaninchenfleisch und auch Kaninchenserum ohne jede Schwierigkeit per os genommen werden konnte.

Daß die *Arzneimittel* in dieser Beziehung eine besondere Stelle einnehmen, wird später noch erwähnt.

Für den zweiten Typus der Überempfindlichkeit ist eben das *Fehlen* der Spezifizität charakteristisch, und weiter zeichnen die zu diesem Typus gehörenden Fälle sich dadurch aus, daß die allergischen Erscheinungen nicht direkt im Anschluß an die Nahrungsaufnahme auftreten, sondern erst nach einer oder mehreren Stunden.

Zu diesem Typus gehört eine interessante Gruppe von *Urticariafällen*, wo der Zusammenhang zwischen Hautausschlag und Nahrung sichergestellt wird durch die Tatsache, daß ohne Nahrungsaufnahme keine Urticaria auftritt, und wo es trotzdem nicht gelingt, ein oder mehrere Nahrungsmittel als kausales Agens aufzuweisen. Die Urticaria erscheint 1 oder 2 Stunden nach dem Essen, und fast jedes Nahrungsmittel ruft sie hervor. Hautreaktionen mit Nahrungsmitteln fallen negativ aus, und Einnahme von Pepton vor dem Essen bringt glatte Heilung.

Zu dem zweiten Typus der Überempfindlichkeit gehören ferner eine Reihe von Fällen, die VAREKAMP und ich vor einigen Jahren als „nutritive Form des Asthma bronchiale" beschrieben haben. Es handelte sich um Asthmatiker, welche unter der gewöhnlichen Therapie nicht — oder nicht vollständig — anfallsfrei wurden, sich aber deutlich besserten, nachdem sie 2 Tage gehungert hatten. Die Besserung trat meistens erst am zweiten Hungertag deutlich auf. Zuführung von Nahrung verursachte oft ein erneutes Auftreten der Anfälle, aber diese Verschlechterung kam erst einige Stunden nach dem Essen und auch hier war es selten möglich, ein oder mehrere Nahrungsmittel als spezifisches Agens nachzuweisen. Hautreaktionen mit Nahrungsmitteln waren stets negativ. Dieser Typus der Überempfindlichkeit ist vielleicht noch wichtiger, als der zuerst genannte, erstens weil er häufiger vorkommt, zweitens weil der Patient selbst meistens von dem Einfluß der Nahrung auf seine Anfälle keine Ahnung hat. Die Erscheinungen, welche in diesen Fällen nach der Aufnahme von Nahrung auftreten, brauchen nicht asthmatischer Natur zu sein, es fallen sicher in diese Gruppe eine Anzahl anderer Erscheinungen, welche öfters mit dem Namen Magen-Darm-Neurose versehen werden.

Eine Erklärung für diesen Typus der Überempfindlichkeit ist schwer zu geben. Der Umstand, daß zwischen dem Auftreten der Anfälle und der Aufnahme der Nahrung manchmal viele Stunden vergehen, macht es unwahrscheinlich, daß ungespaltenes Nahrungsmittel als Allergen wirksam wäre, und die Annahme liegt auf der Hand, daß entweder bestimmte Nahrungsmittel erst nach der Verdauung Allergene freigeben, oder bestimmte Allergene erst im unteren Teil des Darmes resorbiert werden, was impliziert, daß sie durch die Verdauungssäfte nicht zerstört worden sind.

Die Therapie wird für jede dieser beiden Typen eine ganz verschiedene sein. In den zu dem ersten Typus gehörenden Fällen, die zu der „Anaphylaxie alimentaire" der Franzosen gehören, soll in allererster Reihe der Rat gegeben werden, die Allergene zu vermeiden. Ist das nicht möglich, so wird man zu der skeptophylaktischen Therapie übergehen, die sich in zwei Weisen anwenden läßt:

a) Man gibt jedesmal vor der eigentlichen Nahrung eine sehr kleine Menge des betreffenden Nahrungsmittels (z. B. nur 10 mg Ei) und läßt nach einer halben Stunde die größere Menge folgen. Die durch die kleine Dosis hervorgerufene Verminderung der Empfindlichkeit dauert nur 1 oder 2 Stunden.

b) Man gibt erst eine sehr kleine Menge des Nahrungsmittels, läßt den nächsten Tag eine etwas größere Menge folgen und geht so weiter, stets langsam die Dosen erhöhend, bis man eine derartige Desensibilisierung erreicht hat, daß der Patient eine kleine Quantität des Nahrungsmittels gut vertragen kann. Man muß nicht eine vollkommene Desensibilisierung verlangen, sondern schon damit zufrieden sein, daß der Patient z. B. ein halbes Ei oder ein Glas Milch vertragen kann.

Bei der Behandlung des zweiten Typus der Nahrungsmittelüberempfindlichkeit wird anders vorgegangen.

Nachdem man den Patienten — zwecks Diagnosestellung — 2 Tage hat hungern lassen, versucht man allmählich, welche Nahrungsmittel er vertragen kann. Dabei kann man sich teilweise durch das Ergebnis von Hautreaktionen mit Nahrungsmittelextrakt führen lassen. Daß diese aber nicht immer zuverlässige Resultate geben, ist oben schon erwähnt worden. Bei der Feststellung der Diät für diese Patienten hat es sich in unserer Klinik als vorteilhaft erwiesen, die Nahrungsmittel in vier Gruppen einzuteilen.

a) Milch, Butter, Käse;

b) Fleische und Gemüse (Schweinefleisch wird ausgeschlossen und eventuell fallen, je nach dem Resultat der Hautreaktionen, einige Gemüse aus);

c) Eier;

d) Kohlehydrate.

Bei Kindern fangen wir nach den Hungertagen meistens mit Gruppe b an, bei Erwachsenen mit Gruppe a oder d. Wenn eine Gruppe gefunden ist, die gut vertragen wird, sucht man noch eine zweite dazu und eventuell eine dritte, bis man eine richtige Diät gefunden hat. Man muß bei dieser Behandlung nicht so ängstlich darauf achten, ob die Patienten genug Calorien und genügend Vitamine bekommen. Sehr oft ist es sogar nötig, wochen- oder monatelang eine Diät zu verschreiben, die sonst als Unterernährung zu betrachten ist. In einem Fall haben wir, um bei einer 25jährigen Frau Heilung von einem Ekzem mit Asthma zu erzielen, 9 Wochen lang eine Diät verschrieben, die nur aus Reis, Brot, Makkaroni, Zucker und Tee bestand, erst dann konnte Milch und Gemüse zugesetzt werden, es hat ihr gar nicht geschadet und im Gegenteil das Asthma und Ekzem zum Verschwinden gebracht.

13. Andere antiallergische Behandlungsmethoden. VOLLBRACHT und STERNBERG aus der HAJEKschen Klinik berichten über gute Erfolge von subcutanen Injektionen kleiner Mengen Jodnatrium bei Rhinitis vasomotoria und Heuschnupfen, später auch bei Asthma bronchiale. Nach ihren Erfahrungen ist dabei nur das freie Jod, welches sich in älteren gelb gewordenen Jodnatriumlösungen befindet, wirksam. Wir haben an einem größeren Material von Asthmatikern und Rhinitispatienten diese Methode nachgeprüft und haben auch einige gute Erfolge damit erlebt. Daß unsere Resultate in vielen Fällen nicht befriedigend waren, liegt erstens an dem Umstand, daß wir das Jod in den Fällen gaben, welche wir durch andere Maßnahmen nicht — oder nicht genügend — beeinflussen konnten, und zweitens mag vielleicht der Umstand von Bedeutung sein, daß in unserer Gegend reichlich Jod im Trinkwasser und Boden vorkommt, während das Material der Wiener

Nasenklinik wahrscheinlich teilweise aus Kropfgegenden stammt. Bezüglich dem geringen therapeutischen Erfolg bei den schweren, sonst auch schwer beeinflußbaren Patienten sei noch erwähnt, daß mein Assistent VAREKAMP auf seiner Ambulanzabteilung 31 schwere Fälle, die schon längere Zeit in Behandlung waren, während 3 Monaten regelmäßig mit einer alten gelb gewordenen Natriumjodidlösung in wechselnden Dosen gespritzt hat, wobei nur in einem Fall eine deutliche Besserung auftrat. Geringe Besserung zeigte sich in 9 Fällen, eine Verschlechterung in 4 Fällen, während 17 Fälle unbeeinflußt blieben. Für die schweren Fälle ist also wenig von dieser Therapie zu erwarten, in leichteren Fällen und bei Rhinitis vasomotoria ist ein Versuch zu machen.

DATTNER hat kürzlich vorgeschlagen, verschiedene Neurosen mit kleinen Dosen von Jodthyreoidin zu behandeln unter der Annahme, daß die bei diesen Personen vorkommenden Krankheitserscheinungen vielleicht auf einer ungenügenden Sauerstoffversorgung der Gewebe (oder bestimmter Gewebe) beruhen. Diese ungenügende Sauerstoffversorgung würde auf mangelhafte Entwicklung der Capillaren in diesen Geweben zurückzuführen sein. Hierbei stützt sich DATTNER auf interessante Untersuchungen von JAENSCH, in denen durch mikroskopische Untersuchung nachgewiesen wurde, daß die Capillaren des Nagelbettes bei Hypothyreoidismus mangelhaft entwickelt sind und durch Thyreoidinzufuhr wieder normale Form annehmen.

Auch bei der Asthmabehandlung hat DATTNER diese Therapie eingeführt. Wir haben einige Nachprüfungen diesbezüglich angestellt, können aber noch kein abschließendes Urteil abgeben.

Oft ist versucht worden, den allergischen Zustand durch intravenöse Injektionen verschiedener Salzlösungen, wie Calciumchloridlösung (Afenil), hypertonische Kochsalzlösung, Strontiumlösungen usw. günstig zu beeinflussen. Auch hypertonische Glykoselösungen sind versucht worden. Wir haben diese Therapie einige Male in schweren Fällen von Asthma und auch bei Heufieber versucht, sahen aber keinen sehr großen Erfolg. Weil bekannt ist, daß intravenöse Injektionen bei Asthmatikern leicht einen Schock hervorrufen können, sind wir der Ansicht, daß sie nur bei dringender Indikation gegeben werden sollten.

Im vorstehenden ist eine allgemeine Übersicht über die Diagnose und Behandlung allergischer Krankheiten gegeben, es dürfte zweckmäßig sein, die Bedeutung der verschiedenen allergischen Krankheiten noch einzeln zu besprechen.

VII. Die Therapie des Bronchialasthmas.

Nachdem wir über eine Klinik mit allergenfreien Kammern verfügen, wird bei der Behandlung eines Falles von Bronchialasthma folgendermaßen vorgegangen.

Zuerst wird eine genaue Anamnese aufgenommen nach dem auf S. 30 gegebenen Schema, dann folgt die physikalische Untersuchung, Auscultation, Perkussion, Bestimmung der vitalen Kapazität und alveoläre CO_2- und O_2-Spannung, und danach werden eine Reihe von Hautreaktionen ausgeführt. Es wird dabei immer mit einigen Cutanproben (auf Hautscarification) angefangen und zwar meistens:

a) gemischte Tierhaare (Pferd, Rind, Hund, Katze, Kaninchen, Meerschweinchen, Maus);

b) gemischte Fleische (Rind, Schwein);

c) gemischte Fische und Crustaceen;

d) Kontrollösung (0,5% Phenol enthaltende Kochsalzlösung).

Wenn a, b oder c positiv sind, so wird angenommen, daß Überempfindlichkeit gegen diese Gruppen besteht und es folgt jetzt eine Untersuchung mit den einzelnen Bestandteilen der Gruppen. Ist z. B. die Gruppe a positiv, so folgt eine Untersuchung mit Pferdehautextrakt, Hundeextrakt usw. Man kann dabei ebenfalls die Cutanprobe verwenden. Falls man in diesem Stadium intracutan arbeiten will, soll man immer mit der 1:10 000 Verdünnung der Stammlösung anfangen, weil die höhere Konzentration gefährlich sein kann. Falls die 1:10 000 Verdünnung negativ war, so ist es erlaubt, die 1:1000 Verdünnung zu probieren; ist auch diese negativ, so kann man zu der 1:100 übergehen usw.

Werden bei der ersten Cutanuntersuchung die Gruppen a, b, und c negativ gefunden, so ist eine starke Überempfindlichkeit gegenüber Tierhaaren ausgeschlossen, Überempfindlichkeit gegenüber Nahrungsmitteln kann dann doch bestehen, weil dabei (vgl. oben) die Hautreaktion nicht beweisend ist.

Ist die Cutanprobe mit gemischten Tierhaaren negativ, so wird, falls der Patient regelmäßig mit einem Pferd, Hund, oder Katze usw. in Berührung kommt, die 1:10 Verdünnung des betreffenden Extraktes intracutan probiert. Fällt das deutlich positiv aus, so ist eine gewisse Überempfindlichkeit vorhanden und dann empfiehlt es sich, das Tier zu vermeiden. Eine Katze ist z. B. in so einem Fall aus dem Hause zu entfernen. Gleichzeitig mit dieser intracutanen Injektion wird eine Intracutanprobe gemacht mit:

e) Menschenhautschuppenextrakt (Storm);

f) Extrakt aus Bettfedern aus „Asthmakopfkissen", Verdünnung 1:10;

g) Extrakt aus Getreide mit Milben, Verdünnung 1:10;

h) Extrakt von Schimmelpilzen (Aspergillusarten, eventuell Peniicilium, Mucor usw.

Eine positive Reaktion nach Injektion eines dieser Extrakte ist beweisend für die Allergie. Wenn der Patient zu den ziemlich selten vorkommenden Fällen gehört, in denen akute Anfälle abwechselnd mit langen Intervallen ohne Krankheitssymptome (auch ohne auscultatorisch festzustellende Geräusche) bestehen, so muß ambulant behandelt werden, wobei folgende Vorschrift gegeben wird.

1. Vermeiden der positiv reagierenden Allergene: eventuell Tiere, Nahrungsmittel, Bettfedern, milbenhaltiges Material, Vermeiden von Klimaallergenen, Daueraufenthalt in gutem Klima oder Verbesserung der Wohnung, Verbesserung der Betten, Schlafzimmer heizen, um dadurch das Schlafzimmer trocken zu halten (vgl. S. 76).

2. Tuberkulintherapie.

3. Spezifische Desensibilisierung.

4. Eventuell nichtspezifische Behandlung.

Gehört der Patient zu den viel frequenter vorkommenden Fällen, in denen dauernd, oder jedenfalls morgens beim Aufstehen oder im Laufe des Tages nach Anstrengungen Asthmasymptome — wenn auch nur schwache — vorhanden sind, so ist Aufnahme in die Klinik erforderlich. Dabei wird meistens folgendermaßen vorgegangen.

1. Aufnahme in allergenfreie Kammer mit einfacher Ventilation (hochangesaugte Außenluft). Alle Anfälle werden coupiert durch Injektionen mit kleinen Mengen Adrenalin (0,2—0,4 ccm), keine anderen Medikamente werden gegeben, als Schlafmittel nur Amylenhydrat. Rauchen von Asthmazigaretten, Brennen von Asthmapulver, oder Gebrauch des TUCKERschen Apparates, Einnehmen von Asthmamitteln oder von Aspirin oder Schlafmitteln wird verboten. Morphium, Pantopon oder Opium werden in der Klinik nie gegeben[1].

Sind nach 2 bis 3 Tagen die Symptome verschwunden oder deutlich gebessert, so gehört der Patient ganz oder teilweise in die Klimagruppe. Sind nach 2 bis 3 (gelegentlich 4) Tagen die Anfälle nicht erheblich gebessert, so folgt:

2. Einschaltung von zwei Hungertagen. Der Patient wird gebeten, gar nichts zu essen. Getrunken wird nur Tee, mitunter roter Bordeaux. Wenn der Patient dringend darum bittet, so bekommt er Zwieback. Den ersten Tag darf er ausgehen, am zweiten Hungertag bleibt er im Bett. Während der Hungertage bleibt er in der allergenfreien Kammer. Wenn Hungern deutliche Besserung bringt, wird angenommen, daß Nahrungsfaktoren wichtig sind und ausprobiert, welche Diät ihm paßt (vgl. S. 110). Wird durch zwei Tage Hungern der Zustand nicht gebessert, so wird angenommen, daß der Patient keine besondere Diät zu halten braucht. Während dem ganzen Aufenthalt in der Klinik bekommen aber die Patienten kein Schweinefleisch, keinen Fisch oder Schaltiere,

[1] Bei der Behandlung von sechshundert Patienten ist von dieser Regel nur zweimal abgewichen worden.

keinen Spinat, keine Schokolade, weil diese Speisen nach unserer Erfahrung oft nicht vertragen werden, und wir — um nicht die Beobachtungszeit unnötig zu verlängern — die Sache nicht komplizieren wollen.

Bringt Aufenthalt in der allergenfreien Kammer und Hungern keine Besserung, so wird

3. der Patient in eine mit durch Kühlung gereinigter Luft ventilierte allergenfreie Kammer gebracht.

Bringt auch das keine Verbesserung, so wird

4. nichtspezifische antiallergische Therapie versucht, d. h. meistens Injektionen mit einem Schwefelpräparat.

Weil die Aufnahme in den mit gereinigter Luft ventilierten Kammern — wegen der hohen Anschaffungskosten für Privathäuser — meistens keine therapeutischen Konsequenzen haben kann, wird oft die Reihenfolge von 3 und 4 umgetauscht.

In den Fällen, wo die allergenfreie Kammer volles Verschwinden oder deutliche Besserung der Anfälle zur Folge hat, wird der Patient — mit oder ohne eine besondere Diät — noch einige Zeit in der Kammer gelassen. Aber allmählich wird ihm erlaubt, am Tage außerhalb der Kammer zu sein, so daß nach 8 bis 10 Tagen erreicht wird, daß er nur während der Nacht in der Kammer bleibt, und am Tage ausgeht, Ausflüge macht oder eventuell in einer benachbarten Stadt seinen Geschäften oder Beruf nachgeht, mitunter zu Hause speist usw. Stellt sich heraus, daß in dieser Weise der Zustand gut bleibt, so wird dem Patienten geraten, sich zu Hause eine allergenfreie Kammer einrichten zu lassen; falls das wegen finanziellen Schwierigkeiten nicht möglich ist, folgt die Verbesserung von Haus und Schlafzimmer, wie oben erwähnt.

Der Aufenthalt in der Klinik wird gleichzeitig benutzt, um, wenn nötig, die spezifische Diagnose der Allergie kompletter zu machen und es wird die spezifische oder nichtspezifische antiallergische Therapie — einschließlich die Tuberkulintherapie — eingeleitet und die wirksame Dosis festgestellt.

Nach Entlassung aus der Klinik wird diese Therapie weiter geführt. Wenn in der angegebenen Weise vorgegangen wird, ist eine Aufnahme von 2 bis 3 Wochen in der Klinik erforderlich. Eine längere Aufnahme hat meistens keinen Zweck, weil das Asthma nicht durch eine K u r geheilt werden muß, sondern nur durch 1. Vermeiden der Allergene (Einrichtung von allergenfreier Kammer zu Hause), 2. langdauernde antiallergische Therapie.

Der Patient wird also nach dem zwei- oder dreiwöchentlichen Aufenthalt mit genauen Vorschriften aus der Klinik entlassen. Extrakte und Vorschriften zur weiteren Behandlung durch seinen Hausarzt werden mitgegeben.

In Ausnahmefällen, in denen eine von bakteriellen Ursachen abhängige chronische Bronchitis die Grundlage des Leidens ist, wird eine etwas längere Aufnahme nötig sein und wird durch den Aufenthalt in der allergenfreien Kammer, durch Behandlung mit Autovaccin oder Mischvaccin und durch nichtspezifische Therapie (Injektionen mit Schwefelpräparaten) versucht, eine Dauerheilung zu bekommen.

Hilfsmethoden.

Während der Aufnahme in der Klinik kommen wir fast immer in der oben angegebenen Weise aus und gebrauchen als Medikament zur Aufhebung der akuten Anfälle nur Adrenalin. Nachdem die Patienten aber wieder nach Hause zurückgekehrt sind, werden — falls zu Hause keine allergenfreie Einrichtung gemacht werden kann — Hilfsmethoden oft nötig sein. Als erstes Mittel wird auch zu Hause das Adrenalin gebraucht. Wir gehen dabei (wie oben beschrieben) so vor, daß wir dem Patienten erlauben, Adrenalin von 0,2—0,4 ccm per Injektion zu benutzen. Gewöhnlich werden täglich maximal nur drei bis vier solche Injektionen erlaubt. Wir möchten darauf hinweisen, daß wir bei älteren Patienten öfters vorzügliche Resultate hatten, wenn wir monatelang täglich dreimal 0,2 ccm Adrenalin nehmen ließen, unabhängig davon, ob diese Injektionen im Augenblick erforderlich waren oder nicht. Es kann noch hinzugefügt werden, daß dieses Vorgehen auch in Fällen von Bronchitis und Emphysem ohne Asthma bei älteren Personen sehr nützlich sein kann.

Neben Adrenalininjektionen verschreiben wir oft Calciumchlorid in großen Dosen von 5 bis 10 g. Auch geben wir mitunter Benzylbenzoat per os und haben den Eindruck, daß es manchmal die Asthmaanfälle lindert. Es wird verschrieben in Alkohol oder Öl, z. B. nach folgendem Rezept:

Rp. Benzyl benzoat. 40
Spir. fort. ad. 200
S. dreimal täglich 5 ccm in Milch.

Wenn die Patienten an Husten leiden, verschreiben wir oft Codein; zweckmäßig ist es, dieses Arzneimittel mit Kaliumjodid zu kombinieren nach dem folgenden häufig angewandten Rezept:

Rp. Kalii jodati 15 g
Codeini hydrochlorici 0,75 g
Aquae ad 300 g
M d s
dreimal täglich 10 ccm.

In bestimmten Fällen wird ein Versuch mit Arsenmedikation gemacht. Wir geben dann meistens folgende Vorschrift:

Rp. Acid. arsenic. 60 mg
Kalii jodati 2 g
Fiat pill. No. 200
S. dreimal täglich 2 Pillen.

Alle diese Maßnahmen können einen gewissen Nutzen bringen, aber sie werden nur selten einen dauernden Erfolg haben. Letzterer kann nur durch eine der antiallergischen Methoden erreicht werden.

Therapie der chronischen Bronchitis. Wir sehen ziemlich oft Fälle von chronischer Bronchitis mit oder ohne Emphysem und eventuell mit hohem Blutdruck, welche, wiewohl sie nie akute asthmatische Anfälle zeigen, doch zu der Gruppe der allergischen Krankheiten gerechnet werden müssen, weil die Etiologie dieselbe ist. Hierzu gehören ganz besonders:

a) Fälle von chronischer Bronchitis bei Säuglingen oder kleinen Kindern, die vermutlich als Anfangsstadium des Asthmas aufzufassen sind.

b) Fälle von chronischer Bronchitis und Emphysem mit hohem Blutdruck bei Erwachsenen, oder älteren Menschen, wobei die schnelle Besserung der Symptome durch Klimawechsel charakteristisch ist.

Diese Fälle werden besonders rasch durch Aufnahme in eine allergenfreie Kammer gebessert, es gibt darunter — bei der Gruppe b — Fälle, die Ventilation mit gereinigter Luft bedürfen.

Die Behandlung dieser Fälle ist genau dieselbe wie bei Asthma, sogar die Adrenalininjektionen geben hier meistens denselben Erfolg wie beim Asthma.

Die Therapie und die Diätordnung in Fällen, in denen Nahrungsfaktoren eine Hauptrolle spielen, ist bereits besprochen worden.

Wiewohl es unsere Absicht ist, in diesem Buch nur die interne und besonders die antiallergische Behandlung der allergischen Krankheiten zu besprechen, müssen wir doch erwähnen, daß in der letzten Zeit zwei neue Behandlungsmethoden für Asthma bronchiale empfohlen worden sind; es sind das die Röntgenbestrahlung und die Durchtrennung des Halssympathicus. Bei ersterer Methode entstehen im Körper sicher abnorme Stoffwechselprodukte und es ist sehr wahrscheinlich, daß mindestens ein Teil der Erfolge der Röntgentherapie auf das Konto der „Proteintherapie“ zu schreiben ist, wie das auch von verschiedenen Autoren anerkannt wird.

Gegen die Sympathicotomie (bzw. Vagotomie) muß schon aus theoretischen Gründen das Bedenken geäußert werden, ob man nicht durch die Ausschaltung des Sympathicus dem Körper einen seiner Schutzmechanismen raubt. Mir sind einige Fälle bekannt, in denen nach der Operation wiederholt schwere eitrige Bronchitiden auftraten. Nach dem, was Verfasser sonst von dieser Operation gesehen hat, betrachtet er es als fraglich, ob dieser Eingriff bei Asthmatikern überhaupt erlaubt ist.

VIII. Die Therapie des Heufiebers.

Die Therapie des Heufiebers ist viel einfacher, als die Therapie des Asthmas und das gilt noch mehr bezüglich seiner Diagnose. BLACKLEY, der zuerst die wirkliche Ursache des Heufiebers erkannt hat und der deshalb eigentlich der Begründer der modernen Lehre der allergischen Erkrankungen ist, hat bereits gewußt, daß bei Heufieberpatienten nicht nur die Schleimhäute oder die Conjunctiva und die Nase überempfindlich für Pollen sind, sondern daß auch die Haut eine starke Reaktion gegenüber Pollen zeigt, wenn diese auf eine Scarification übertragen werden. Soweit ich weiß, gibt es keine Ausnahme von der Regel, daß jeder, der an Heufieber leidet, positive Hautreaktionen mit denselben Pollen, die seine Anfälle verursachen, zeigt; allerdings geht die Intensität der beiden Reaktionen nicht parallel. Wir neigen zu der Ansicht, daß die Reaktion der Conjunctiva spezifischer ist, als die der Haut.

Bei den Frühfällen von Heufieber, nämlich bei den Fällen, die ihre Symptome nur während der ersten Sommermonate, von Mai bis Juli, bekommen (wobei kleine Unterschiede von Land zu Land und von Jahr zu Jahr sich zeigen), sind die Pollen der verschiedenen Gräser und Getreide gewöhnlich das ursächliche Moment. Es gibt Patienten, die schon im März oder April an Heufieber leiden; dann muß man an Hyanzinthenpollen denken. Auch Krokus und Narzissen kommen eventuell in Betracht. Einer Überempfindlichkeit gegen Tulpen bin ich noch nie begegnet.

Bei den Spätfällen von Heufieber, bei denen sich die Symptome noch im August und September zeigen, oder in den gemischten Fällen, muß man den verschiedensten Blumen besondere Aufmerksamkeit zuwenden (Chrysanthemum, Dahlia, Clematis, Spartina, Aster usw.). Die in Betracht kommende Art wird von Ort zu Ort verschieden sein. Ein Spezialist in der Behandlung von allergischen Kranken wird einen Bestand von Pollen der wichtigsten Blumen nötig haben, die in seiner Nachbarschaft am häufigsten sind.

Wir gehen bei der Therapie des Heufiebers folgendermaßen vor: Zuerst wird eine qualitative Diagnose gemacht. Hierzu stehen Standardextrakte verschiedener Pollensorten zur Verfügung. Diese Extrakte sollen immer erst cutan geprüft werden, ehe intracutane oder subcutane Injektionen vorgenommen werden. Die Empfindlichkeit der Patienten kann nicht vorher geschätzt werden und wechselt von Fall zu Fall in hohem Maße. Intracutane oder subcutane Injektionen mit zu hohen Dosen können bei sehr empfindlichen Patienten schwere Erscheinungen und sogar den Tod herbeiführen. Solche Injektionen sind zum diagnostischen Zwecke also in jedem Fall zu vermeiden, es soll immer die Cutanprobe vorangehen.

1. **Cutanprobe:** Auf dem Vorderarm werden nach Abreibung mit Alkohol einige kleine Ritze in die Haut gemacht wie bei der von Pirquetprobe, dann wird auf jeden Ritz ein Tropfen einer Stammlösung aufgetropft und mit der Impfnadel während einer Minute eingerieben. Jede Impfnadel ist nur für eine Pollensorte zu verwenden und soll vor neuem Gebrauch ausgeglüht werden. (Es empfiehlt, sich immer eine Anzahl steriler Jennernadeln vorrätig zu halten.)

Bei überempfindlichen Patienten entsteht auf der Impfstelle nach 5 bis 10 Minuten eine weiße Quaddel, umgeben von einem roten Hof.

Die Cutanimpfungen sind ungefährlich; leichte Symptome von Augenjucken, Rhinitis können sich zeigen. Es ist ratsam, nicht mehr als fünf Proben in einer Sitzung zu machen. Wird eine Hautreaktion zu stark und lästig, so kann man in die Quaddel 0,1 ccm der gewöhnlichen Adrenalinlösung einspritzen.

Für qualitative Diagnose sind verfügbar:

Stammextrakt von Getreide, Gräser, Blumen aus der Zwiebelgruppe und andere Blumen.

Getreide: In jedem Fall sind Weizen, Roggen und Hafer zu prüfen.

Gräser: Die wichtigsten Gräser sind: Festuca rubra, Arrheraterum elatius, Holcus lanatus, Alopecurus pratensis, Lolium perenne, Cynosurus cristatus, Triticum repens, Dactylis glomerata, Phleum pratense, Poa pratensis, Poa trivialis usw.; es empfiehlt sich, Phleum pratense (Thimotee) gesondert zu prüfen und eine Mischung der wichtigsten anderen.

Blumenzwiebeln: Kommen nur in Betracht für Patienten, die schon im März oder April Erscheinungen von Heufieber haben. Es sind zu untersuchen: Tulpen, Hyazinthen und Narzissen.

Blumen: Besonders für diejenigen Patienten, die auch nach Juli noch Erscheinungen haben oder aus Erfahrung wissen, daß gewisse Blumensorten nicht bekömmlich sind.

Grobschematisch wird also bei der Diagnose folgendermaßen vorgegangen: Untersuchung auf Roggen, Weizen, Hafer, Phleum pratense, Mischung anderer Gräser.

Wenn Erscheinungen auch im März oder April: Tulpen, Hyazinthen, Narzisse; wenn Erscheinungen auch im August oder September: die in Betracht kommenden Blumen.

2. **Quantitative Diagnose:** Zur Bestimmung des Grades der Hautempfindlichkeit der Patienten werden intracutane Injektionen mit 0,1 ccm der verschiedenen Verdünnungen der Stammextrakte gemacht. Es soll immer mit der 1:1 000 000 Verdünnung angefangen werden, dann folgt 1:100 000, 1:10 000 usw. Die starke Lösung darf nicht eingespritzt werden, ehe man sicher ist, daß die vorhergehende negativ war. Praktisch genügt es, zwischen zwei aufeinanderfolgende Injektionen ein Zeitintervall von 5 Minuten einzuschalten.

Als Indikator für die Empfindlichkeit des Patienten wählt man die kleinste Dose, die nach intracutaner Injektion eine deutliche Quaddel hervorruft.

3. Therapie: Wie bei der Behandlung aller allergischen Krankheiten muß man auch hier jeden Patienten dringend darauf hinweisen, daß er diejenigen Allergene, gegenüber welchen er empfindlich ist, möglichst vermeidet. Erstens soll also der Patient während der Heufieberperiode möglichst wenig in die Nähe von Wiesen kommen; muß dieses doch geschehen, so ist empfehlenswert, die Schleimhaut der Nase mit irgendeinem indifferenten Fett einzuschmieren. In schweren Fällen empfiehlt es sich, den Patienten während der Nacht in einer allergenfreien Kammer schlafen zu lassen, so daß er wenigstens während diesen Stunden geschützt ist.

4. Antiallergische Therapie: Hierzu gehört die spezifische und die nichtspezifische Therapie. Die nichtspezifische Therapie hat zum Zweck die Resistenz des Körpers gegenüber allergischen Reaktionen zu erhöhen. Eine der besten Methoden ist eine Serie von subcutanen Injektionen mit Alttuberkulin. Man beginnt Anfang März und spritzt ein- bis zweimal pro Woche. Erste Dosis 0,1 ccm der 1:1 000 000 Lösung; bei jeder Injektion 0,1 ccm mehr bis 1 ccm erreicht ist. Dann geht man auf 0,1 ccm 1:10 000 Lösung über und steigt wieder bei jeder Injektion mit 0,1 ccm.

Wenn sich nach den Injektionen Allergieerscheinungen, starke Müdigkeit oder starke Lokalerscheinungen zeigen, so muß man eine Woche aussetzen und dann wieder mit einer niedrigeren Dosis anfangen.

Diese Tuberkulininjektionen soll man bis zum Ende der Heufieberperiode fortsetzen. Zur Unterstützung der Tuberkulinbehandlung ist meistens eine spezifische Behandlung erforderlich.

5. Spezifische antiallergische Therapie. Prinzip: subcutane Injektionen mit kleinen Mengen Pollen und allmählichem Steigern der Dosen.

6. Anfangsdosis: 0,1 ccm derjenigen Verdünnungen, welche bei intracutaner Injektion gerade nicht mehr ein Quaddel hervorruft (siehe quantitative Diagnose). Man kann auch immer als erste Dosis 0,1 ccm der 1:1 000 000 Lösung wählen, weil erfahrungsgemäß diese Dosis nie unangenehme Erscheinungen hervorruft.

Es wird einmal oder zweimal pro Woche gespritzt und jedesmal die Dosis um 0,1 ccm erhöht, bis 1 ccm erreicht ist; dann wird 0,1 ccm der nächsthöheren Konzentration injiziert, dann 0,2, 0,3 usw. Man fährt in dieser Weise so lange fort, bis sich allergische Erscheinungen (Jucken im Auge, Rhinitis) zeigen, dann wird auf die vorherige Dosis zurückgegangen und erst allmählich versucht man, noch etwas höher zu kommen. Diese Injektionen werden bis zum Anfang der Heufieberperiode weitergeführt.

Während der Heufieberperiode wird jeden zweiten Tag eingespritzt, aber es wird die Dosis nicht mehr oder nur sehr allmählich erhöht. Bei manchen Patienten bietet es Vorteil, während dieser Periode täglich zu spritzen.

Sollte durch Überdosierung oder durch andere Ursachen ein starker Heufieberanfall sich zeigen, so ist 0,2 bis 0,4 ccm Adrenalin einzuspritzen und das, wenn nötig, mit vierstündlichen Intervallen zu wiederholen.

7. Abgekürzte Methode: Falls Patient sich erst kurz vor dem Anfang der Heufieberperiode meldet, kann die abgekürzte Desensibilisierung vorgenommen werden, wobei einmal täglich oder zweimal täglich subcutan eingespritzt und schnell mit der Dosis gestiegen wird. Diese Methode ist nur verwendbar, wenn der Patient dauernd unter ärztlicher Beobachtung steht. Aufnahme in eine Klinik ist nötig. Diese Methode soll nur von Ärzten, die Erfahrung in der Heufieberbehandlung haben, verwendet werden. Leichte allgemeine Reaktionen sind bei dieser Methode schwerer zu vermeiden. Treten sie auf, so ist eine Adrenalininjektion notwendig. Bei schwerer Allergenreaktion, die rasch nach der subcutanen Injektion eintritt, soll der Arm zentral von der Injektionsstelle während einer Stunde abgebunden werden und in die Injektionsstelle (am liebsten in denselben Stichkanal) 0,5 ccm bis 1 ccm Adrenalin eingespritzt werden.

Einige Autoren ziehen die intracutane Behandlungsmethode vor, wobei durch Intracutanimpfung große Quaddeln hervorgerufen werden. Die Dosierung muß dementsprechend höher gemacht werden.

Bei Behandlung in der angegebenen Weise kann darauf gerechnet werden, daß es dem Patienten mindestens deutlich besser gehen wird, als ohne Behandlung. Meistens wird eine sehr bedeutende Besserung erhalten, oft auch eine vollkommene Befreiung von Heufiebersymptomen.

Im folgenden Jahr wird die Behandlung in derselben Weise vorgenommen, nur kann man meistens etwas später anfangen. Man darf aber nicht als erste therapeutische Dosis dieselbe Dosis wählen, die im vorigen Jahr zuletzt gegeben war, sondern man muß wieder mit kleinen Dosen anfangen. Meistens ist das Resultat der Behandlung im zweiten Jahre besser, als im ersten und in einem dritten Jahr noch besser. Man kann allmählich mit weniger Injektionen auskommen und die Behandlung den Patienten — nach Anweisung ihres Arztes — eher überlassen. Wird die Behandlung während ein oder zwei Jahren ausgesetzt, so werden auch die Heufiebersymptome meistens intensiver. Fälle von Dauerheilung sind aber bekannt.

Fast alle Heufieberpatienten sind überempfindlich gegenüber mehreren Pollenarten, und es wären deshalb Injektionen mit mehreren Pollenextrakten in verschiedenen Verdünnungen nötig, je nach der Anzahl der quantitativen diagnostischen Injektionen. Man wird es aber meistens vorziehen, Mischungen zu benutzen, welche alle Pollen enthalten, gegenüber welchen der Patient überempfindlich ist.

Es ist vorgeschlagen worden, nur mit einer Pollenart zu desensibilisieren in der Annahme, daß die verschiedenen Pollen nur ein gemeinschaftliches Allergen enthalten. Nach neueren Untersuchungen scheint diese Auffassung nicht ganz richtig zu sein.

Coca und Grove haben die Praussnitz-Methode benutzt, um festzustellen, ob Pollen von verwandten Gräserfamilien dieselben Allergene enthalten. In dem Falle von „Ragweed" (Ambrosia), konnten sie in dieser Weise zeigen, daß das Allergen von „Highragweed" (Ambrosia trifida) und Lowragweed (Ambrosia artemisaeifolia) gleichartig ist. Die Technik solcher Untersuchungen ist die folgende: Es wird eine Hautstelle einer Versuchsperson mit Serum eines Heufieberpatienten, der auf beide Gräser reagiert, vorbehandelt. Man desensibilisiert nun die überempfindliche Stelle durch wiederholte Injektionen des einen Ragweeds und versucht dann, ob das andere Ragweed noch eine Reaktion hervorzurufen imstande ist. Dies war bei den Untersuchungen von Coca und Grove nicht der Fall und daraus wurde geschlossen, daß die beiden Allergene identisch sind. Aron Brown kommt auf Grund klinischer Überlegungen zu demselben Resultat.

Coca und Grove haben mit der erwähnten Methode auch noch feststellen können, daß das Allergen von Phleum pratense und anderen Gräsern nicht identisch ist und zwar zeigte sich dabei, daß meistens eine mit Phleum desensibilisierte Hautstelle auch gegenüber anderen Gräsern desensibilisiert war. Das Umgekehrte war jedoch nicht der Fall. Offenbar enthalten die Phleumpollen etwas, was in bestimmten anderen Pollen fehlt, so daß sicher die Forderung gestellt werden muß, um — auch in Fällen, wo man nicht mit kompletten Mischungen desensibilisiert — jedenfalls auch Phleum pratense anzuwenden. Daß übrigens eine Desensibilisierung nur mit diesen Pollen, oft nicht genügt, hat meine klinische Erfahrung aufs deutlichste gezeigt.

Es sei noch bemerkt, daß sämtliche Pollenextrakte nur für die Dauer der Heufieberperiode haltbar sind und meistens im nächsten Jahr an Stärke abgenommen haben. Man soll deshalb nie eine Behandlung mit Pollenextrakten vom vorigen Jahre anfangen und dann während der Periode auf die gleichen Verdünnungen von demselben Jahr übergehen. Letztere wären dann voraussichtlich relativ stark.

Ehe wir die Besprechung der Heufieberbehandlung beenden, müssen wir auch noch die verschiedenen Verfahren erwähnen, die dazu dienen, die akuten Anfälle zu bekämpfen. Eine große Anzahl von zu verstäubenden Pulvern und Flüssigkeiten sind auf dem Markt, die meistens Adrenalin, Cocain, Asthmolysin oder Atropin enthalten. Manche Patienten bevorzugen das eine, jene ein anderes Präparat. Die meisten dieser Heilmittel bewirken nur vorübergehende Besserung.

Die Behauptung, daß Asthmolysin, das außer Adrenalin noch eine geringe Menge von Hypophysin enthält, besser wirken soll als Adrenalin, wurde, soweit dem Verfasser bekannt ist, niemals experimentell bewiesen.

Ancona und Frugoni geben an, von der intravenösen Injektion von Calciumchlorid gute Erfolge (auch dauernd) gesehen zu haben. Es fehlt dem Verfasser hierüber an Erfahrung. Wie man den Dauererfolg erklären soll, ist schwer zu sagen. Heubner und Rona haben gezeigt, daß bei Katzen die durch intravenöse Injektion von $CaCl_2$ hervorgerufene Erhöhung des Calciumspiegels nach 2 Stunden wieder abgeklungen ist.

Zum Schlusse sei daran erinnert, daß die subcutane Injektion von Adrenalin in allen Fällen von allergischen Anfällen und eben deshalb auch bei Heufieber vorübergehende Erleichterung geben wird. In sehr schweren Fällen kann die subcutane Anwendung dieser Arznei schwer vermieden werden. Die Dosis und die Methode der Anwendung ist in dem Kapitel „Asthma“ beschrieben.

IX. Die Therapie anderer allergischer Zustände.

a) Vasomotorische Rhinitis, die nicht durch Pollen verursacht wird.

Eine bestimmte Anzahl von Patienten leidet an Symptomen, die ähnlich jenen des Heufiebers sind, die aber während des ganzen Jahres vorkommen und in keinem Zusammenhang mit dem Auftreten von Pollen stehen. Sie bekommen ihre Anfälle oft besonders stark morgens nach dem Aufstehen. Starke Temperaturänderungen können leicht einen Anfall auslösen. Bei anderen Personen wieder treten die Erscheinungen in unregelmäßigen Intervallen während des Tages auf und vielleicht an einem Orte mehr, als an einem anderen.

Die Ursache dieses Leidens kann in der Ernährung liegen und zwar ist es meistens nicht nur eine Substanz, die die Anfälle auslöst, sondern scheinbar die Gesamtnahrung. In diesen Fällen gibt orale Peptondarreichung oft sehr gute Resultate. Daß Pepton den Zustand auch verschlechtern kann, ist schon oben erwähnt worden. Oft wird das kausale Agens sich in der Luft befinden, es kommen dann sehr oft die Hausallergene (besonders die in Bettfedern vorhandenen) in Betracht. In der allergenfreien Kammer verschwinden die Anfälle oft; wir haben auch einige Fälle gesehen, in denen es genügte, das Kopfkissen des Bettes oder die Matratze durch anderes Material zu ersetzen.

Es ist klar, daß Händler oder Kaufleute, die viel mit großen Warenmengen zu tun haben, die in Stroh oder ähnliches Material eingepackt sind und die an vasomotorischer Rhinitis leiden, mit einem Extrakt von Getreide, das Milben enthält, untersucht werden müssen.

Natürlich muß der Patient, für den der Staub dieses Materials das ursächliche Moment darstellt, belehrt werden, daß er solche Plätze zu meiden hat, an denen dieser Staub vorhanden ist. Jedoch ist das für viele Beschäftigungen unmöglich; dann muß man mit einer Behandlung beginnen. Wir geben regelmäßig subcutane Injektionen von Tuberkulin und von Klimaallergenen.

Abgesehen von diesen Fällen gibt es auch andere spezifische Ursachen der Rhinitis. Manchmal verursacht schon der Geruch von Blumen (nicht die Pollen) Rhinitis oder Migräne; auch andere Substanzen können dasselbe bewirken. Die Behandlung wird darin bestehen, daß diese Substanzen vermieden werden. Wenn das unmöglich ist, kann man eine spezifische oder unspezifische Behandlung nach denselben Regeln, die in einem früheren Teil dieses Buches beschrieben worden sind, versuchen. Wir haben den Eindruck, daß in bestimmten Fällen von vasomotorischer Rhinitis, die von Vollbracht, Sternberg und Dattner empfohlene Jodtherapie (vgl. S. 112) recht günstige Resultate geben kann.

b) Urticaria.

Urticaria kann durch direkte Berührung von irgendeinem Allergen mit der Haut zustande kommen. Auf S. 58 ist schon ein Beispiel davon erwähnt. Verfasser hat zwei Fälle von Urticaria beobachtet, in denen die Ursache auf Schimmelpilzallergene zurückzuführen war und zwei Fälle, welche auf Überempfindlichkeit gegenüber Katzenhaar und einen Fall, welcher auf Überempfindlichkeit gegenüber Hundehaar beruhte. In dem Hundehaarfall und in einem der Katzenhaarfälle, verursachte nicht die Berührung eines jeden Hundes oder jeder Katze Urticaria, sondern nur bestimmte Tiere lösten den Anfall aus. Es ist nicht gelungen festzustellen, worauf diese Unterschiede zurückzuführen sind, aber es liegt auf der Hand, an Parasiten der Tierhaut zu denken.

R. Hallam hat 53 Fälle von „papular Urticaria" bei Kindern beschrieben. In allen diesen Fällen verschwanden die Hauterscheinungen durch Aufnahme ins Spital. Hallam nimmt an, und meines Erachtens mit Recht, daß diese Fälle auf Überempfindlichkeit gegenüber irgendeiner Substanz, die in den Häusern der Kinder vorkommt und im Spital fehlt, beruhen. Er war aber nicht imstande, diese Substanz zu identifizieren.

In drei Fällen, welche Verfasser bekannt sind, hatte die Urticaria — die mit angioneurotischem Ödem einherging — eine merkwürdige Ätiologie. Die Krankheit trat unmittelbar im Anschluß an eine „vorläufige" Zahnfüllung auf und die direkte Ursache war das Desinficiens, welches durch den Zahnarzt unter diese Füllung gelegt worden war; in einem der Fälle war dies Lysoform. Auch Formol kann während einer

Zahnbehandlung vom Munde aus Urticaria und QUINCKES Ödem hervorrufen.

Meistens aber ist die Urticaria auf Überempfindlichkeit gegenüber Nahrungsmitteln zurückzuführen. Gelegentlich ist die Ursache dabei eine spezifische. Tatsächlich sind die Urticarien, die nach dem Essen von Erdbeeren, Krebs oder Eier auftreten, die ältesten bekannten Fälle von Überempfindlichkeit oder von alimentärer Anaphylaxie. Die Diagnose und die Behandlung dieser Formen ist leicht. Häufig ist die Diagnose von dem Patienten oder etwa von seiner Mutter bereits lange vorher gestellt worden; die Behandlung besteht in Vermeidung der Allergie verursachenden Nahrung. Das ist praktisch unmöglich, wenn eine Überempfindlichkeit gegen Eier oder Milch besteht, da es schwer ist, geringe Mengen dieser beiden Nahrungsmittel zu vermeiden, besonders wenn man seine Mahlzeiten nicht zu Hause einnimmt. Man muß dann die Desensibilisierung versuchen. Die Methoden sind auf S. 104 beschrieben, d. h. Pepton per os oder Desensibilisierung mit kleinen Mengen der Substanz selbst.

Patienten, die an Urticaria von bekanntem Ursprung leiden, kommen selten zur Behandlung; bei denjenigen, die sich melden, ist die spezifische Diagnose meistens schwer zu stellen. Man kann versuchen, durch Hautreaktionen eine Nahrungsmittelüberempfindlichkeit zu finden, meistens mißlingt das aber. Es sei daran erinnert, daß bei Überempfindlichkeit gegenüber Nahrungsmitteln die Hautreaktionen in der Regel unzuverlässig sind. In der Mehrheit der Urticariafälle, die Verfasser zur Behandlung bekam, konnte kein spezifischer ursächlicher Faktor gefunden werden. Es war aber doch leicht festzustellen, daß die Ursache in der Nahrung lag. Hungern läßt in solchen Fällen die Anfälle meistens verschwinden, während jede Nahrung sie wieder hervorruft[1]. Es soll dann immer zuerst die Peptontherapie per os versucht werden, die in den meisten Fällen die Urticaria zum Verschwinden bringt. Die Diagnose bleibt dann unsicher, aber dem Patienten ist geholfen. Ob man die guten Resultate dieser Peptonbehandlung auf skeptophylaktische Wirkung zurückführen darf, ist nach Verfassers Meinung unsicher. Mitunter gibt auch die Einnahme von verdünnter Salzsäure beim Essen gute Resultate.

Wenn die Peptonbehandlung keinen genügenden Erfolg hat, wird eine nichtspezifische antiallergische Therapie versucht, wobei wir die Schwefelbehandlung besonders empfehlen. Die Technik ist oben besprochen.

---

[1] In der letzten Zeit hat Verfasser einen schweren Fall von Urticaria behandelt, in dem die Krankheit im Alter von 3 Monaten angefangen und 30 Jahre bestanden hatte. Bei diesem Patienten verschlechterte sich der Zustand durch Hungern. Schließlich wurde der Patient von seiner Urticaria befreit durch eine Diät ohne Säugetierproteine (Milch, Fleisch), Eier und Hühnerfleisch wurden aber vertragen. Es ist nicht ausgeschlossen, daß die Verschlechterung nach Hungern durch Abbauprodukte des eigenen Körpereiweißes hervorgerufen war.

Nicht selten hängen Urticariaanfälle mit der Menstruation zusammen. In diesen Fällen sollte eine Autohämotherapie versucht werden. Die Technik ist einfach. Es wird aus der Armvene der Patientin mit einer 10-ccm-Spritze Blut entnommen, das, ehe es geronnen ist, derselben intramuskulär wieder injiziert wird. Das wird während 6 oder 8 Wochen einmal wöchentlich wiederholt und hat manchmal vollkommenen Erfolg. Bringt es jedoch keine Hilfe, dann müssen andere Methoden der unspezifischen Behandlung angewendet werden.

In allen Fällen von Urticaria kann Calciumchlorid, das per os gegeben wird, helfen, aber nur sehr selten wird es vollständig heilen.

Ebenso wie in anderen Fällen von Allergie, wird auch bei Urticaria eine subcutane Injektion von Adrenalin ein sofortiges Verschwinden der Symptome für 3 oder 4 Stunden verursachen; manchmal kann es gelingen, den ganzen Anfall mit einer einzigen Injektion zu hemmen.

c) Angioneurotisches Ödem. QUINCKEs Ödem.

Im Laufe der letzten Jahre ist es klar geworden, daß eine Anzahl von angioneurotischen Ödemen oder QUINCKEs Ödem, als Überempfindlichkeit gegenüber einem gewissen Allergen betrachtet werden müssen. Ob auch ein QUINCKEsches Ödem vorkommt, welches nicht auf Allergie beruht, ist Verfasser nicht bekannt. Alle Fälle, die er gesehen hat, waren allergisch.

McILVAINE PHILIPS hat einige Fälle aus der Literatur gesammelt, in welchen der Genuß von Schweinefleisch oder Fisch QUINCKEs Ödem verursachte. Auch Hautreaktionen mit diesem Material waren positiv. Wir haben zwei Fälle gesehen, die Folge von Genuß von Schweinefleisch[1] waren, auch einen Fall, in dem Milch, und zwei Fälle, in denen Salicylsäure die Ursache war. Die Fälle, welche nach einer Zahnbehandlung auftraten, sind unter „Urticaria" schon erwähnt. McILVAINE PHILIPS beobachtete, daß auch bei jungen Hunden nach Schweinefleischzufuhr QUINCKEs Ödem gefunden werden kann. QUINCKEs Ödem kann erblich sein.

Wenn das ursächliche Moment dieser Krankheit aufgedeckt wird, so ist die Therapie leicht; sie besteht in der Vermeidung des Allergie verursachenden Nahrungsmittels.

b) Ekzem.

Mehr als 50% unserer Asthmatiker haben in der Jugend an Milchschorf gelitten und viele Asthmatiker haben auch im späteren Leben noch Ekzeme, die meistens in die Gruppe gehören, die durch ROST als spätexsudative Ekzematoide bezeichnet worden sind. Derartige

[1] Wenn ein derartiger Patient zufällig Diabetes hat und mit Insulin gespritzt werden soll, muß man daran denken, daß er nicht Insulin aus Schweinepankreas bekommen darf, sondern nur aus der Bauchspeicheldrüse anderer Tierarten.

Ekzeme können auch ohne Asthma vorkommen, sie sind auch dann allergischen Ursprungs. Rost und Keller haben darauf hingewiesen, daß die Reaktion auf Menschenhautschuppen (durch diese Autoren als Stormsche Reaktion bezeichnet) in 100% dieser Fälle positiv ist.

Als Ursache für ein allergisches Ekzem können alle diejenigen Faktoren in Betracht kommen, die schon bei Urticaria erwähnt worden sind, d. h. Nahrungsmittel, Arzneimittel, und Allergene, welche direkt mit der Haut in Berührung kommen. Unter letzteren spielen die Klimaallergene eine bedeutende Rolle. Wir haben eine Reihe von Ekzemen gesehen — meistens kombiniert mit Asthma, aber gelegentlich auch ohne Asthmasymptome —, die in allergenarmem Klima auffallend rasch heilten und zu Hause immer wieder zurückkehrten. Oft ist es uns dann gelungen, Schimmelprodukte als Ursache nachzuweisen, wie u. a. in dem auf S. 58 gebrachten Fall. Es braucht kaum erwähnt zu werden, daß Schimmelpilze in solchen Fällen nicht dadurch wirken, daß sie in die Haut eindringen und dort als Parasiten wuchern, sondern es sind nur die Produkte der Schimmelpilze, welche als Allergene wirken.

Durch subcutane Injektionen von Schimmelpilzextrakten haben wir gelegentlich solche Ekzeme temporär stark aufflackern sehen. Durch Injektion mit kleinen Mengen Hautschuppenextrakt kann man oft günstige Erfolge erzielen. Als nichtspezifisches antiallergisches Mittel empfehlen sich die Schwefelinjektionen.

Wenn Klimaeinflüsse stark einwirken, wird Aufnahme in die allergenfreie Kammer oft auch Besserung bringen, wie Verfasser das schon in der ersten Auflage dieses Buches mitteilte. Rost hat in Freiburg in der allergenfreien Kammer der Dermatologischen Klinik diesbezüglich sehr interessante Erfahrungen gemacht, die sich mit den unseren vollständig decken[1].

Kürzlich hat Verfasser einen interessanten Fall von allergischem Ekzem beobachtet. Ein junger Mann, der als Kind gelegentlich an Asthmaanfällen gelitten hatte, aber sonst vollkommen gesund war, nimmt eine Stelle in Indien auf einer Teeplantage an; muß aber die Stelle aufgeben, weil er ein sich über den ganzen Körper ausbreitendes Ekzem bekommt. Nach seiner Rückkehr nach Holland bestand nur noch ein leichtes Ekzem am Rücken und ein schweres Ekzem an den Genitalien. Als Ursache der Krankheit wurde Überempfindlichkeit gegenüber Pferdehaar gefunden, er hatte auf der Teeplantage den ganzen Tag zu Pferd geritten. Nach Aufnahme in die allergenfreie Kammer und intramuskulärer Schwefeltherapie verschwand sein Ekzem rasch; es konnte ihm erlaubt werden, nach Indien zurückzukehren, falls er Berührung mit Pferden vermeiden könne.

[1] Mitgeteilt in seinem Vortrag auf dem Ferienkursus für deutschsprechende Ärzte, Juni 1927, Leiden.

e) Migräne und Epilepsie.

Es ist wenig über den Zusammenhang zwischen Migräne und Epilepsie einerseits und Allergie andererseits bekannt. Zweifellos gibt es Fälle, in denen der Genuß eines gewissen Arznei oder Nahrungsmittels Anfälle von Migräne oder Epilepsie bei solchen Personen, die an einer dieser Krankheiten leiden, auslöst. In diesen Fällen können Eier, Schokolade, Borsäure und andere Substanzen als Allergene wirken. Da wir wissen, daß der anaphylaktische Schock bei Meerschweinchen häufig eine erhöhte Reizbarkeit des Zentralnervensystems und heftige Krämpfe verursacht, scheint es nicht schwer verständlich, daß auch bei Menschen ein allergischer Anfall epileptische Anfälle auslösen kann. Nach Ansicht des Verfassers ist es wahrscheinlich, daß in solchen Fällen ein primärer Faktor vorhanden ist, der ein gewisses Zentrum des Zentralnervensystems prädisponiert und daß die allergische Reaktion nur als sekundärer Reiz wirkt.

Jedenfalls kann die Tatsache, daß eine Allergie manchmal Anfälle von Migräne oder Epilepsie verursachen kann, nicht geleugnet werden, und das sollte bei der Behandlung dieser Krankheiten in Betracht gezogen werden.

Eine antiallergische Behandlung in gewissen Fällen von Epilepsie ist versucht und einige bemerkenswerte Resultate sind auch veröffentlicht worden. Verfasser glaubt, daß vorsichtige Versuche mit der Tuberkulinbehandlung und anderen nichtspezifischen Behandlungsmethoden eingeleitet werden sollten. Ähnliches gilt für die Migräne. Erstens ist es bekannt, daß klimatische Faktoren hier zweifellos eine Rolle spielen, und außerdem ist es ebenso sicher, daß alimentäre Faktoren vorhanden sind.

Ich sah in einigen Fällen gute Resultate von einer Peptonbehandlung und habe auch bei dieser Krankheit gelegentlich die Tuberkulintherapie angewendet, mitunter mit gutem Resultat; eine Anzahl von Fällen blieb aber unbeeinflußt. Kerppola hat später die Behandlung bei 40 Migränepatienten durchgeführt und hatte folgende Resultate: Bei 27 Migränekranken verschwanden die Anfälle vollständig, bei 10 wurden sie bedeutend leichter, bei 3 war die Behandlung erfolglos.

Ich habe den Eindruck, daß die Migräne mit anderen Allergien, wie Asthma, Urticaria, Ekzem, gewisse Berührungspunkte hat, aber doch nicht mit diesen Krankheiten identifiziert werden darf. Es sollte die Migräne, gestützt auf das, was bei anderen allergischen Krankheiten bekannt geworden ist, neu untersucht werden.

f) Rheuma und Gicht.

Verfasser ist wiederholt gefragt worden, warum er in der ersten Auflage seines Buches die Beziehungen zwischen Rheuma, Gicht und

Allergie nicht erwähnt habe. Die Antwort ist, daß ihm darüber noch zu wenig bekannt ist. Zweifellos imponieren manche Fälle von Rheuma als allergische Krankheiten und daß gerade durch Seruminjektion beim Menschen eine experimentelle Gelenkerkrankung hervorgerufen werden kann, regt zum Nachdenken an. Auch SCHOBER weist darauf hin, daß zwischen chronischem Gelenkrheumatismus und Allergie ein Zusammenhang bestehen könnte. Im ganzen sieht Verfasser hier noch keine Klarheit. Sicher lohnt es sich, in dieser Richtung zu forschen.

Mit der Gicht liegt die Sache etwas anders. Die Argumente für die allergische Genese dieser Krankheit sind stärker. S. 9 ist erwähnt worden, wie WIDAL bei Gichtikern Überempfindlichkeit gegenüber Burgunder und einigen anderen Weinsorten fand. Auch ist schon auf die interessanten Ausführungen von GUDZENT über die allergische Genese der Gicht hingewiesen worden.

Verfasser sieht aber echte Gicht so außerordentlich selten, daß er sich einer Besprechung dieser Krankheit entziehen muß.

Es ist noch nicht lange her, daß die Diagnose: „Bronchialasthma" für den Patienten eine fortwährende Dyspnoe bedeutete, wobei er als einzige Therapie Morphininjektionen bekam, wenn die Anfälle unerträglich wurden. Man hielt das Asthma bronchiale für eine unheilbare Krankheit und die meisten Ärzte haben den daran Leidenden sehr wenig Aufmerksamkeit gewidmet, die deshalb sehr leicht die Opfer von allerlei Quacksalbern, von Patent-Medizinfabrikanten und Christian Scientists wurden.

Diese Verhältnisse haben sich geändert. Wir sind zwar noch lange nicht in der Lage, jeden Fall von Asthma, von Urticaria oder Migräne zu heilen; aber es bleibt doch die wichtige Tatsache bestehen, daß nun die Möglichkeit vorhanden ist, bei allen allergischen Krankheiten eine rationelle Behandlung durchzuführen. Man kann diese Krankheiten nicht mehr als unheilbar betrachten. Diese neue Lage der Sache ist in erster Reihe der Arbeit von CHANDLER WALKER, COOKE und COCA und anderen, die oben erwähnt wurden, zu verdanken. Der Verfasser legt besonderes Gewicht darauf, diesen Punkt hervorzuheben. Wenngleich er bei verschiedenen Gelegenheiten zu Ansichten kommen mußte, welche von jenen der genannten Autoren abweichen, so möchte er doch ausdrücklich feststellen, daß er trotz alledem die Wichtigkeit der Pionierarbeit, die sie geleistet haben, vollkommen anerkennt.

Literaturverzeichnis.

Monographien und Zusammenfassungen.

ABELS, H.: Über die Entstehungsbedingungen der Strophulus und der idioergischen Reaktionen. Monatsschr. f. Kinderheilk., Bd. **34**, 401.

ACHARD et FLANDIN: Bull. et mém. de la soc. méd. des hôp. 26 Juin 1924, 1191, and 21 Mai 1920, 273 (zitiert nach WIDAL).

ALBERTONI: Zentralbl. f. med. Wissensch. 1880.

ANCONA e FRUGONI (1): Ulteriori studi sull' asma bronchiale. Il Policlinico (sez. Medica) **14**. 1925.

ANCONA (2): Asma epidemico da „pediculoides Ventricosus". Ibid. 1922.

ARLOING: Cpt. rend des séances de la soc. de biol. 1923.

AUER and LEWIS: Journ. of Exp. Med. **12**, 151. 1910.

AULD, A.: Results of the uses of peptone in asthma and its congeners. Brit. Med. Journ. 14. Mai 1921.

BAAGE, KAJ.: Bidrag til studiet af asthma saerkig hos Børn. Kopenhage 1926.

— Asthma. Copenhagen 1926.

BASTAI, P. (1): Sulla natura delle sostanze asmogene. Minerva Medica. 10 Settembre 1925.

— (2): Formara. Moracctini; Sul transporto passivo degli stati di ipersensibilità naturale. Minerva Medica. 20 Marzo 1925.

BENJAMINS: Idzerda en Mittien. Nederlandsch tijdschr. v. geneesk. 330. 1923. (I.)

DE BESCHE (1): Gefahrdrohende Dyspnoe mit Kollaps nach Seruminjektion. Berlin. klin. Wochenschr. **46**, 1607. 1909.

— (2): Konstitutionelle Überempfindlichkeit und Asthma bronchiale. Ebenda 902. 1918.

— (3): Hypersensitiveness and asthma especially in relation to emanations from horses. Journ. of Infect. Dis. **22**, 594. 1918.

BESREDKA: Anaphylaxie et antianaphylaxie. Paris 1917.

BONNAMOUR et DUQUAIRE: Presse méd. 4 März 1922. 199.

BOUVEYRON: Action déchainante et action désensibilisante de la tuberculine dans sept cas d'asthma. Cpt. rend. des séances de la soc. de biol. 1922, Nr. 1, 19.

BRANDL, J.: Über Resorption und Sekretion im Magen und deren Beeinflussung durch Arzneimittel. Zeitschr. f. Biol. **29**, 277. 1892.

BROWN, AARON: Studies in Hypersensitiveness XXIV. Journ. of Immunol. **13**, 73. 1927.

BUSSENIUS: Dtsch. med. Wochenschr. 1897.

CHEINISSE: Mouvement therapeutique. Presse méd. 12 janvier 1924. mr. 4, 37.

COCA (1): Hypersensitiveness: Tices practice of medicine. New York 1920.

— (2): Hypersensitiveness: Anaphylaxie and Allergy. Journ. of Immunol. **5**, 36. 1920.

— Hypersensitiveness Tice practice of Medicine. New York 1926.

COOKE, R. A. (1): Studies in specific hypersensitiveness IV. New etiologic factors in bronchial asthma. Journ. of Immunol. **7**, 147. 1922.

— (2): Studies in hypersensitiveness III. Ibid. **7**, 139. 1922.

COOKE, R. A., FLOOD and COCA (3): Hayfever. The nature of the process and of the mechanism of the alleviating effect of specific treatment. Ibid. 11, 217. 1917.
— (4): Hayfever. Ibid. 1, 201. 1916.
— and VAN DER VEER (5): Human sensitization. Ibid. 1, 201. 1916.
— Asthma. Wright ed. Bristol 1923.
CORDIER: Arch. des maladies de l'appar. dig. et de la nutrit. (cited after WIDAL).
CURSCHMANN: Klinisches und experimentelles über das anaphylaktische Bronchialasthma der Fellfärber. Münch. med. Wochenschr. 1921, 195.
DATTNER, B.: Neue Wege der Neurosentherapie mit Ausblicken auf den Zyklischen Formenkreis.
DELTHIL: L'asthme. Maloine ed. Paris 1927.
DOERR (1): Allergie und Anaphylaxie. Artikel in KOLLE und WASSERMANN: Handbuch der pathogenen Mikroorganismen 2, 947. Ergebn. d. Hyg., Bakteriol., Immunitätsforsch. u. exp. Therapie 4, 71. 1922.
— (2): 88. Versammlung deutscher Naturforscher und Ärzte. Innsbruck 1924.
— (3): Die Idiosynkrasien. Handbuch der inneren Medizin. Mohr und Staehelin. 1926.
DUKE: Allergy, Asthma, Hayfever and allied manifestations of reactions. London 1925.
ELLINGER: Beziehungen zwischen der Giftwirkung des Kantharidins auf die Nieren und der Reaktion des Harns. Münch. med. Wochenschr. 1905, 345.
FANO: Arch. of physiol. 1881 und Zentralbl. f. med. Wissensch. 1882.
FINEMAN, A. H.: Studies in Hypersensitiveness XXV. Journ. of Immunol. 40, 191 191. 1926.
FRANKFURTER, O.: Tuberkulinbehandlung des Asthma bronchiale.
FREEMAN: Lancet 16 Sept. 1911. 25 April 1914.
FREUND, H. und GOTTLIEB: Studien zur unspezifischen Reiztherapie über die Wirkungssteigerung autonomer Nervengifte als Reaktion auf die Umstimmung. Sitzungsber. d. Heidelberg. Akad. d. Wiss., Mathem.-naturw. Kl., 3. Abt. 1921.
FRIEDBERGER und KAMIO: Zeitschr. f. Immunitätsforsch. u. exp. Therapie 37, 379. 1923.
FRUGONI, C. (1): Studii sull' asma bronchiale con particolare riguardo all' asma anafilatico. Il Policlinico (sez. Medica) 1922.
— (2): Über den gegenwärtigen Stand der Frage der anaphylaktischen Asthma bronchiale. Beiträge zur Klinik der Tuberkulose. 60, Heft 6. 1925.
— (3) und ANCONA: L'asma bronchiale. Torino 1927.
FUNCK, C.: Nutritive Allergie. Berlin 1928.
GLEY and LE BAS: Arch. de physiol. 1897, 848.
GIANI, E.: Asma di Fieno. Messegna clinica scientifica dell' Instituto Biochimico Italiano. 5, Nr. 5. 1927.
GREVAN: Das Asthma. G. Fischer 1925.
GRIMM: Ein interessanter Fall von gewerblichem Asthma. Zentralbl. f. Gewerbehyg. 12. Mai 1927.
GROVE, E. (1): Studies in specific hypersensitiveness XXVI. On Asthma and dermatitis due to hypersensitiveness to pediculoides ventricosis. Journ. of Immunol. 12, 263. 1926.
GROVE and COCA (2).: Journ of Immunol. 10, 471. 1925.
GUDZENT, F.: Über Typhusbildung und den akuten Gichtanfall. Klin. Wochenschr. 1926, Nr. 24.
HAJÓS, K.: Beiträge zur Ätiologie der anaphylaktischen Erkrankungen. Wien. klin. Wochenschr. 1924. Nr. 24.
HALLAM, R.: Papular Urticaria. Brit. Journ. of Dermatol. 39, 95. 1927.

HATCHER, R. and EGGLESTON, C.: A contribution to the pharmacology of novocain. Journ. of. Pharmacol. a. Exp. Therapeut. 8, 385. 1916.

HEUBNER, W. und RONA, P.: Über den Kalkgehalt des Blutes bei kalkbehandelten Katzen. Biochem. Zeitschr. **93**, 187. 1919.

HOOPER, KOLLS und WRIGHT: Quantitative pathological studies with arsenic compounds. Journ. of Pharmacol. a. Exp. Therapeut. **18**, 133. 1921.

HUNT, REID and SEIDELL (1): Studies on Thyreoid. Hyg. Lab. Bull. 47. Health and Mar. Hospital. Serv. of the U. S. Oct. 1908. Washington.

HUNT, REID (2): The effect of a resticted diet and of various diets upon the resistance of animals to certain poisons. Hyg. Lab. Bull. 69. Publ. Health and Mar. Hosp. Serv. of the U. S. June 1910.

— (3): The acetonitril test for thyroid and of some alterations of metabolism. Americ. Journ of Physiol.. **63**, nr. 2. January 1923.

HUTINEL: Intolérance pour le lait et anaphylaxie chez le nourisson. La clinique. 16 Avril 1908.

JOLTRAIN: Bull. et mém, de la soc. méd. des hôp. 9 Juin 1919, 556 (zitiert nach WIDAL).

KÄMMERER, H.: Beziehung des Bronchialasthmas zu anderen Erkrankungen und neuere Anschauungen über seine Pathogenese und Therapie. Münch. med. Wochenschr. 14. April 1922, 542.

— Allergische Diathese und allergische Erkrankungen. München 1926.

— Ergebn. d. inn. Med. 1927.

DE KEERSMAECKER, J.: Over ziekten veroorzaakt door den bacil van KOCH. Haag 1921.

KELLER, PH.: Beitrag zu den Beziehungen von Asthma und Ekzem. f.Arch. Dermatol. u. Syphilis **148**, 82. 1924.

KERPOLA, W. (1): Über die intracutane Eigenblutreaktion. Acta Societas. Fennicae „Duodenum". 8.

— (2): Über die Entstehung und Eiweißbehandlung der Migräne. Monatsschr. f. Psychiatrie u. Neurol. **41**, 83. 1926.

— (3): Über Blutdruckverhältnisse und vasomotorische Überempfindlichkeit bei Asthma bronchiale. Acta med. scandinav. **62**, 162.

KLEWITZ und WIGAND. Die Hautimpfungen beim Asthma bronchiale. Klin. Wochenschr. 1927, 748.

DE KLEYN, A. en STORM VAN LEEUWEN, W. (1): Over stoornissen in de urine zuurstofwisseling bij lijders aan asthma bronchiale en rhinitis vasomotoria. Nederlandsch tijdschr. v. geneesk. le helft Nr. 2. 1918.

— — (2): Über Störungen im Harnsäurestoffwechsel bei Patienten mit Asthma bronchiale und Rhinitis vasomotoria. Acta oto-laryngol. **1**, 4.

KOESSLER: Forchheimers Therapeusis 1924, 685 (cited after COOKE, FLOOD and COCA).

KREMER, W.: Dissertation. Leiden 1925.

LAMBERT, ANCEL et BUOIN: Cpt. rend. des séances de la soc. de biol. 2 Dec. 1911.

LAROCHE, RICHET et SAINT GIRONS: L'anaphylaxie alimentaire. Paris 1919.

LANDSTEINER, K.: Biochem. Zeitschr. **93**, 106. 1919 und **104**, 280. 1920.

LIEBERMEISTER, G.: Tuberkulose. Berlin: Julius Springer 1921.

LINDEMANN, A.: Zur Frage der Stoffwechselerkrankungen I. Zeitschr. f. expl. Pathol. u. Therapie **15**, 409. 1914.

LOEB, F. und PETON, H.: Erfahrungen über die desensibilisierende Behandlung des Heufiebers. Klin. Wochenschr. Nr. 2. 1927.

LONGCOPE, O'BRIEN und PERLZWEIG: Journ. of Immunol. **11**, 253. 1926.

LOW, R.: Anaphylaxis and sensitisation will special reference to the skin and its diseases. Edinburg 1927.

MACKENZIE (1) and HANGER: Ibid. **13**, 41. 1927.

— (2) and HANGER, F.: Allergic reaction to Streptococcus antigens. Ibid. **13**, 41. 1927.

MAGOS, H.: Idiosyncrasie au Chloroforme. Arch. internat. de pharmaco-dyn. et de thérapie **26**, 1—2. 1921.

MANSFELD: Inanition und Narkose. Ibid. **15**, 467.

MARKLEY, A. J.: Anaphylactoid dermatitis due to direct contact with anima epidermal structures. Arch. of dermatol. a. syphilol. **2**, 722. 1920.

McILVAINE PHILIPS, J.: Angioneuroticoedema. Journ. of the Americ. Med. Assoc. **78**, 497. 1922.

MELLI (cit. nach FRUGONI und ANCONA).

MEYER, ERICH und REINHOLD: Untersuchung über die Gewebsatmung am Lebenden. Klin. Wochenschr. 1926. Nr. 37.

MIDDLETON: Journ. of Industr. Hyg. 1926.

OPPENHEIMER und TAGLICHT: Wiener Med. Wochenschr. Nr. 6. 1925.

OTTO, R.: Beiträge zur Anaphylaxie und Giftüberempfindlichkeitsfrage. Zeitschr. f. Hyg. u. Infektionskrankh. **95**, 378. 1922.

PAGNITZ et NAST (1): Recherches sur la pathogénie de la crise de migraine. Presse méd. 28 Avril 1920. nr. 26, 253.

PAGNIEZ et PASTEUR VALLERY RADOT (2): Etude physio-pathologique et thérapeutique d'un cas d'urticaire géanti. Anaphylaxie et antianaphylaxie alimentaire. Presse méd. 23. Nov. 1916.

— — et HAGUENAU (3): Succession de crises d'urticaire, d'asthme et de grande anaphylaxie chez un jeune homme sensibilisé à l'ovalbumine. Bull. et mém. de la soc. méd. des hôp. 1 Juillet 1921 (vide Presse méd. 1921, 537).

PARKER, JULIA: The production of precipitins for ragweed pollen. Journ. of Immunol. **9**, 515. 1924.

PIETROFORTE: Reforma medica Napels. 17 Juli 1920 (cited after Journ. of the Americ. Med. Assoc.).

PONNDORF, W.: Die Heilung der Tuberkulose und ihrer Mischinfektion. 1923.

PRAUSNITZ and DUNBAR (1): Berlin. klin. Wochenschr. Nr. 26, 28, 30, 190; Zeitschr. f. Immunitätsforsch. u. exp. Therapie Nr. 7. 1907; Dtsch. med. Wochenschr. **37**, 578. 1911.

PRAUSNITZ und KÜSTER: Zentralbl. f. Bakteriol. 1921.

RACKEMANN and GRAHAM: Journ. of. Immunol. 8, 925. 1923.

RAMIREZ, M. A.: A report of some interesting cases of proteinsensitisation. New York Med. Journ. **112**, 115. 1920.

RANKE: Münch. med. Wochenschr. 1920, 1524.

RAVAUT: Ann. de dermatol. et de syphilid. 5 Mai 1918, 292.

RÉNON: Etude sur l'aspergillose. Paris 1897.

ROLLESTON, SIR HUMPHRY: Idiosyncrasies. London 1927.

ROSENAU and ANDERSON: Hyg. Lab. Washington Bull. Nr. 36. 1907 [vide Handbuch der pathogenen Mikroorganismen. KOLLE und WASSERMANN, 1020 (6)].

SALANT and BENGIS: The production of renal changes by oil of chenopodium and fatty oils and the protective action of diet on the kidney. Journ. of Pharmacol a. Exp. Therapeut. **9**, 529.

SAXER: Pneumonomykosis aspergillina. Jena 1900.

SCHITTENHELM, A. und WEICHARD, WOLFGANG: Über zelluläre Anaphylaxie. Dtsch. med. Wochenschr. 1911. Nr. 19.

SCHLECHT und SCHWENKER: Über lokale Eosinophilie in den Bronchien und in der Lunge beim anaphylaktischen Meerschweinchen. Arch. f. exp. Pathol. und Pharmakol. **68**, 63. 1912.

SCHOBER, P.: Chronischer Gelenkrheumatismus. Wetter und Anaphylaxie. Zeitsch. f. wiss. Bäderk. 1926, Heft 1.

SEDILLOT: L'asthma. Paris 1926.

SHANNON, W. R.: Demonstration of food proteins in human breastmilk by anaphylactic experiments on guineapigs. Americ. Journ. of Dis. of Childr. **22**, 22. 1921.

SICARD et PARAF: Bull. et mém. de la soc. méd. des hôp. (vide Presse méd. 2 Févr. 1921, 96).

SNAPPER, J. und GRÜNBAUM, A.: Untersuchungen über das Akineton, eine spasmolytische Benzylverbindung. Klin. Wochenschr. 1925, 389.

STORM VAN LEEUWEN, W. (1): Der Einfluß von Kolloiden auf die Wirkung nichtkolloidaler Arzneimittel. Tagung der Deutschen Physiol. Gesellsch. 1920 (vide Ber. über die ges. Physiol. **2**, Heft 2. 1920).

— (2): Journ. of Pharmacol. a. Exp. Therapeut. **24**, 13 and 25. 1924.

— (3): Quantitative pharmakologische Untersuchungen über die Reflexfunktionen des Rückenmarks an Warmblütern. Pflügers Arch. f. d. ges. Physiol. **165**, 84. 1916.

— und BEUTNER, R. (4): Über die Verstärkung der Giftwirkung bei Versuchen an überlebenden Organen. II. Teil. Arch. f. exp. Pathol. u. Pharmakol. **96**, 344. 1922.

— BIEN, Z. und VAREKAMP, H. (5): Experimentelle allergische Krankheiten (Asthma bronchiale, Rhinitis vasomotoria). Zeitschr. f. Immunitätsforsch. u. exp. Therapie **40**, 552. 1924.

— — — (6): Zur Diagnose der Überempfindlichkeitskrankheiten. Münch. med. Wochenschr. 1922, 1690.

— (7): Neuere Erfahrungen über Diagnose und Therapie von Überempfindlichkeitskrankheiten. Zeitschr. f. Immunitätsforsch. u. exp. Therapie, Orig. **37**, Heft 1,2, 77. 1923.

— (8): Ibid. **37**, Heft 1, 2, 77. 1923.

— (9): Beobachtungen über allergische Krankheiten. Pflügers Arch. f. d. ges. Physiol **205**, 164. 1924.

— (10): Zeitschr. f. Immunitätsforsch. u. exp. Therapie, Orig. 1925.

— (11): Asthma bronchiale und Klima. Klin. Wochenschr. 1924, 520.

— et DZRIMAL, H. (12): Recueil des travaux cliniques de Pays Bas **42**, 736. 1923. Arch. f. exp. Pathol. u. Pharmakol. **102**, 218. 1924.

— BIEN, KRAMER und VAREKAMP, H. (13),: Zeitschr. f. Immunitätsforsch. u. exp. Therapie, Orig. 1925.

— and v. D. MADE, M. (14): Experimenteele beeinvloeding van de gevoeligheid van verschillende dieren op overlende organen voor vergiften. Koninkl. Acad. v. Wetenschappen Amsterdam. Wis-en Natuurk. afd. Deel **28**, 704. 1920 (vide Arch. f. exp. Pathol. u. Pharmakol. 88, 318. 1920).

— and VAREKAMP, H. (15): On the tuberculin treatment of bronchial asthma and Hayfever. Lancet 1921. **11**, 1366.

— (16): Nederlandsch tijdschrift v. Geneesk. 65e. Jarg. 1921, tweede helft No. 10, 1152.

— BIEN, Z. and VAREKAMP, H. (17): On alimentary leucocytosis in its relation to the „crise hemoclasique“ of WIDAL. Journ. of Exp. Med. **36**, 415. 1922.

— — KREMER und VAREKAMP (18): Über die Bedeutung kleinsporiger Aspergillusarten (Typus Aspergillus fumigatus) für die Ätiologie der Asthma bronchiale. Zeitschr. f. Immunitätsforsch. u. exp. Therapie, Orig. **44**, 1. 1925

— und KREMER, W. (19): Übertragungs- und Hemmungssubstanzen im Blute von Allergikern. Ebenda **50**, 1. 1927.

Storm van Leeuwen, W. und Kremer, W. (20): Die Resultate der Behandlung des Asthma bronchiale im allergenfreien Zimmer. Klin. Wochenschr. 1926. Nr. 16.

— — (21): Über die Behandlung von Lungentuberkulose in allergenfreier Kammer. Münch. med. Wochenschr. 1927. Nr. 16.

— — (22): Über die Behandlung von Keuchhusten in allergenfreier Kammer. Münch. med. Wochenschr. 1927. Nr. 21, S. 877.

Turban (1): Zeitschr. Balneol. Klimatol. 3. Jahrg., Nr. 18. 1911.

— und Spengler (2): Resultate der Asthmabehandlung im Hochgebirge. Jahrb. d. Schweiz. Balneol. Ges. 1906.

Ullmann, H.: Zur Frage der Vererbung vegetativer Symptomenkomplexe. Dtsch. Arch. f. klin. Med. **144**, 19.

Ulrich, H.: Experimental Pollinosis. Journ. of Immunol. **3**, 453. 1918.

Varekamp, H.: Dissertation. Leiden 1925.

Walker, Ch. (1): Journ. of med. research **35**, 313 and 487; **36**, 243 and 295. 1917.

— (2): Asthma. Oxford University Press. 1920.

— (3) and Adkinson: Journ. of Med. Resarch **37**, 287. 1917.

Walthard, B.: Die Erzeugung experimenteller Nickelidiosynkrasie bei Laboratoriumstieren. Schweiz. med. Wochenschr. 1926. Nr. 24.

Wichels, Paul: Über die Beeinflussung der Bluteiweißkörper durch parenterale Einführung antigener und nicht-antigener Substanzen. Zeitschr. f. d. ges. exp. Med. **53**, 287. 1926.

Widal, Abrami et Brissaud (1): Considérations sur la proteinthérapie et le traitement par le choc colloidoclasique. Presse méd. **19**, 181. 1921.

— et Ianvesco (2): L'épreuve de l'hémoclasie digestive dans l'étude de l'insuffisance hépatique. Ibid. 11 Déc. 1920, 893.

— Fernand et Pasteur Vallery-Radot (3): Désensibilisations à l'antypirine. Cpt. rend. hebdom. des séances de l'acad. des sciences **172**, 414. 1921 (vide Presse méd. 1921, 168).

— Lermoyez, Abrami, Brissaud et Joltrain (4): Les phénomènes d'ordre anaphylactique initiale. Presse méd. 11 juillet 1914.

— (5): Les phénomènes d'ordre anaphylactique dans l'asthme. La crise hémoclastique initiale. Ibid. 11 juillet 1914.

Wolff-Eisner: Klinische Immunitätslehre und Serodiagnostik. Jena 1910.

Namen- und Sachverzeichnis.

Allergische Diathese und allergische Erkrankungen. (Idiosynkrasien, Asthma, Heufieber, Nesselsucht u. a.) Von Dr. **Hugo Kämmerer**, Professor der Universität München, Leiter des Ambulatoriums der zweiten Medizinischen Klinik. VIII, 210 Seiten. 1926. RM 13.50; gebunden RM 16.20

Verlag von J. F. Bergmann in München.

Atmungs-Pathologie und -Therapie. Von Privatdozent Dr. **Ludwig Hofbauer**, Leiter der Atmungspathologischen Abteilung der I. medizinischen Universitätsklinik in Wien. Mit 144 Textabbildungen. XII, 336 Seiten. 1921. RM 12.—

🅆 **Asthma.** Von Privatdozent Dr. **Ludwig Hofbauer**, Leiter der Atmungspathologischen Abteilung der I. medizinischen Universitätsklinik in Wien. („Abhandlungen aus dem Gesamtgebiet der Medizin.") Mit etwa 35 Abbildungen. Etwa 10 Bogen. Erscheint im Frühjahr 1928

Normale und pathologische Physiologie der Atmung (Aufnahme und Abgabe gasförmiger Stoffe). („Handbuch der normalen und pathologischen Physiologie", herausgegeben von A. Bethe-Frankfurt a. M., G. v. Bergmann-Berlin, G. Embden-Frankfurt a. M., A. Ellinger †-Frankfurt a. M., 2. Band.) Mit 122 Abbildungen. IX, 552 Seiten. 1925. RM 39.—; in Halbleder geb. RM 44.40

Proteïn-Therapie und unspezifische Leistungssteigerung. Von **F. William Petersen**, M. D., Associate Professor of Pathology and Bacteriology University of Illinois, College of Medicine, Chicago. Übersetzt von Luise Böhme. Mit einer Einführung und Ergänzungen von Professor Dr. med. Wolfgang Weichardt, Erlangen. Mit 7 Abbildungen im Text. VIII, 307 Seiten. 1923. RM 10.—

Sero-, Vaccine- und Proteïnkörpertherapie. Von Dr. med. et phil. **Bruno Busson**, Privatdozent an der Universität Wien. Zweite Auflage. („Abhandlungen aus dem Gesamtgebiet der Medizin.") In Vorbereitung

---

🅆 **Neue therapeutische Wege.** Osmotherapie — Proteïnkörpertherapie — Kolloidtherapie. Von Professor Dr. **Karl Stejskal**. 398 Seiten. 1924. RM 9.50; gebunden RM 10.50

🅆 **Grundlagen der Osmotherapie.** Von Professor Dr. **Karl Stejskal**. Mit Anhang: **Zur Technik der intravenösen Injektion.** Von Dr. Friedrich Eckhardt. Mit 2 Kurven im Texte. 215 Seiten. 1922. Gebunden RM 6.—

🅆 **Die Haut als Testobjekt.** Von Dr. **Adolf F. Hecht**, Privatdozent an der Universität Wien. („Abhandlungen aus dem Gesamtgebiet der Medizin.") Mit 7, davon 6 farbigen Abbildungen. 87 Seiten. 1925. RM 6.30

Für Abonnenten der „Wiener Klinischen Wochenschrift" ermäßigt sich der Bezugspreis um 10%.

Die mit einem 🅆 bezeichneten Werke sind im Verlage von Julius Springer in Wien erschienen.